专家教您

正确用

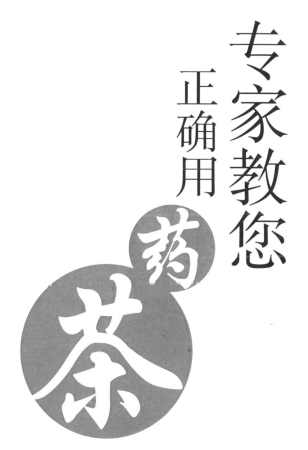

主　编　梁润英　郭宏昌

副主编　闫思红　王友杰

编　者　陈修芳　车志英　王松鹏　黄　燕　张　琰

　　　　刘　琦　陈晓辉　杨建宇

摄　影　孙　宁

U0235689

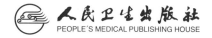

人民卫生出版社
PEOPLE'S MEDICAL PUBLISHING HOUSE

图书在版编目（CIP）数据

专家教您正确用药茶 / 梁润英，郭宏昌主编. -- 北京：人民卫生出版社，2017

ISBN 978-7-117-25704-6

Ⅰ．①专… Ⅱ．①梁… ②郭… Ⅲ．①茶剂－食物疗法 Ⅳ．①R247.1

中国版本图书馆 CIP 数据核字（2017）第 314162 号

| 人卫智网 | www.ipmph.com | 医学教育、学术、考试、健康，购书智慧智能综合服务平台 |
| 人卫官网 | www.pmph.com | 人卫官方资讯发布平台 |

专家教您正确用药茶

主　　编：梁润英　郭宏昌
出版发行：人民卫生出版社（中继线 010-59780011）
地　　址：北京市朝阳区潘家园南里 19 号
邮　　编：100021
E - mail：pmph @ pmph.com
购书热线：010-59787592　010-59787584　010-65264830
印　　刷：三河市宏达印刷有限公司（胜利）
经　　销：新华书店
开　　本：710×1000　1/16　印张：10
字　　数：169 千字
版　　次：2018 年 3 月第 1 版　2018 年 3 月第 1 版第 1 次印刷
标准书号：ISBN 978-7-117-25704-6/R・25705
定　　价：39.00 元
打击盗版举报电话：010-59787491　E-mail：WQ @ pmph.com
（凡属印装质量问题请与本社市场营销中心联系退换）

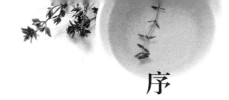

序

　　《专家教您正确用药茶》是一部以传播中华传统药茶文化为主旨的健康科普读本。

　　随着物质文化的快速发展，人们的生活水平也在日益提高，人们的需求逐渐向多元化转变，全民健康已被纳入国家战略部署，健康话题已成为全社会都在关注的重要内容。中华民族有着光辉灿烂的文化，祖国医学根植于深厚的中国文化土壤中，是中华民族的瑰宝，其中的中医养生是中医学理论体系中不可或缺的组成部分，它不仅与中华民族传统文化血肉相连，而且与人民大众的日常生活和身体健康息息相关。中医药茶是中医养生的重要组成部分，在中华民族养生文化发展的历史过程中，积累了独特的理论和丰富的实践经验，其理、法、方、药、茶在《黄帝内经》《神农本草经》《本草经集注》《新修本草》等中医理论文献中均有记载。千百年来，为炎黄子孙的保健养生、繁衍康泰发挥了巨大的作用。尤其是在中医辨证养生、治未病养生中，药茶对人民大众的养生长寿和人类健康等起到了不可忽视的推动作用。药茶养生中的"辨证论养"、"辨证施茶"的养生原则，"预防为主"的主导思想，"简便易行"的保健方法，都使得它更加贴近大众，更符合人们的日常需求。也对中华民族的传统健康养生文化产生了深远的影响，是中医治未病理念的健康工作和生活方式在实践中的重要的应用。

　　国务院发布的《"十三五"国家科技创新规划》中提出"要进一步弘扬科学精神和创新文化，要坚持把科技为民作为根本宗旨。紧紧围绕人民切身利益和紧迫需求，把科技创新与改善民生福祉相结合，增强全民科学文化素质和健康素质的重要作用。"同时，国务院进一步发布的《中医药发展战略规划纲要（2016—2030年）》（国发〔2016〕15号）文件中指出，中医药作为我国独特的卫生资源、潜力巨大的经济资源、具有原创优势的科技资源、优秀的文化资源和重要的生态资源，在经济社会发展中发挥着重要作用。随着我国新型工业化、信息化、城镇化、农业现代化深入发展，人口老龄化进程加快，健康服务业蓬勃发展，人民群众对中医药服务的需求越来越旺盛，迫切需要继承、发展、利用好中医药，充分发挥中医药在深化医药卫生体制改革中的作用，造福人类健康。其中大力发展中医养生保健服务尤为重要。

鼓励中医医院、中医医师为中医养生保健机构提供保健咨询、调理和药膳等技术支持。提升中医养生保健服务能力。鼓励中医医疗机构、养生保健机构走进机关、学校、企业、社区、乡村和家庭，推广普及中医养生保健知识和易于掌握的理疗、推拿等中医养生保健技术与方法。加快中医治未病技术体系与产业体系建设。推广融入中医治未病理念的健康工作和生活方式。

　　本书正是响应了国家全民健康工程建设的政策要求，在中医药事业蓬勃发展和市场导向大的背景下应运而生的科普读本。将《黄帝内经》的整体观念、辨证论治理论进一步拓展，并将其与个人体质紧密结合是本书的亮点，希望大家能从中医理论的角度来认识自身的体质，并能按照书中所提供的方法，找到适合自身体质的药茶养生方法，让大家用最简单的方法从根本上养护好自己身心健康。这样不仅可以少生病、不生病，还可以把中医"未病先防、已病防变、愈后防复"的治未病理论更深入的应用于生活实践。

　　为了方便广大读者朋友阅读使用，在这本书中，作者没有过多展开理论方面的阐释，而是重点为大家介绍药茶养生祛病的具体方法，可谓简便廉验。中医药茶博大精深，药茶养生源远流长，想要深入探讨二者的关系，必然要涉及很多专业知识，非三言两语可以说清，而且对于非专业大众读者来讲，并没有太大必要，所以本书不做理论方面的探讨，而是把复杂的中医养生方法、深奥的中医理论用流畅的文笔、生动的比喻弃繁就简、言简意赅书写出来，通过具体的实例、图片、解说，达到深入浅出、浅显易懂之目的，使读者在轻松阅读中掌握药茶防病治病的方法，实现强身健体。

　　本书突出了"易查、易懂、易读"的特点。希望本书能成为普通百姓随身携带的保健手册，为国家全民强身健体和健康素养的全面提高贡献微薄之力。

王国斌

2017 年 9 月

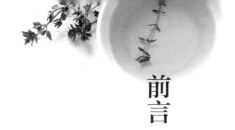

前言

　　"十三五"时期，祖国传统医药文化建设适逢难得的发展机遇，迎来了"天时、地利、人和"的大好时机，党和政府将中医药的发展，放在经济社会建设的重要位置。人民群众在全面建成小康社会中激发出的多层次多样化健康服务需求，无疑将进一步释放中医药健康服务的潜力和活力。深化医药卫生体制改革，加快推进健康中国建设，迫切需要中医药特色在构建中国特色基本医疗制度中发挥作用。中医药注重整体观、追求天人合一、重视治未病、讲究辨证论治，符合当今医学发展的方向，适应疾病谱的变化和老龄化社会的到来，其传统特质为中医药振兴发展带来广阔前景。

　　中医养生学是中华民族的一大创造，是中国传统文化的瑰宝，是中医学宝库中的一颗璀璨明珠。中医养生学有着独特的理论和方法，长期指导着人们的养生保健和临床实践，并取得了良好的效果。中医经典著作《黄帝内经》奠定了中医养生学的基础，并提出了"治未病"的思想，强调"无病早防，有病早治，既病防变"。常常采用针灸、推拿、刮痧、拔罐、中药外治、药膳、药茶等方法，达到内外并治、调节脏腑气血阴阳、养生保健、维护健康的目的。

　　药茶是我国劳动人民在长期的生活实践和医疗实践中创制并逐步丰富完善的一种中医养生方法。具有预防保健，滋补养生，疾病调理以及促病康复的作用。药茶以其取材简单，调配方便，针对性强，灵活度大，疗效确切，深受广大群众欢迎。当今，药茶种类繁多，对于一般人群来说，如何根据自身体质选择药茶，正确运用药茶，真正发挥其调理养生以及预防疾病的作用；对于多种病症来说，如何结合疾病辨证施茶，促病早日康复，则是摆在我们面前的一项重要任务。

　　药茶具有药食两用、以茶代药，服用方便的特点，同时药茶以中草药和茶叶配伍而成，纯天然、无污染，符合现代人的喜欢饮茶心理，满足安全、口感、功能、养生大众保健意愿和生活需求。中医药博大精深，茶文化源远流长，将中医"治未病"的理念应用到茶文化当中，做到无病防病，有病治病，突出个体化饮茶，达到防病治病的目的。本书的特点一是根据体质不同、个体饮茶有别；二是疾病饮茶分证型，当辨性质、病种不一针对性更强。书中列举了历代名人茶饮诗词，使饮茶增添了更多的文化气息和趣味性。全书主题鲜明新颖，内容丰富、语言精炼，图文并茂，直观表达，雅俗共赏、浅显易懂。读者可以按照书中的介绍，自制药茶，达到防病祛疾养生保健的目的。

本书主要内容共分五篇：第一篇介绍药茶的起源、作用、药茶制作及注意事项；第二篇讲体质类别，重点讲药茶在体质调理中的作用；第三篇药茶养生调体质；第四篇茶疗祛疾保健康；第五篇茶言茶语。

感谢编写过程中全国名老中医药专家学术指导王国斌教授的亲自指导！感谢"王国斌全国名老中医药专家传承工作室"的参与！感谢河南现代医学研究院和郑州新华中医院的大力支持！感谢参与编写工作的各位老师！

梁润英

2017 年 8 月

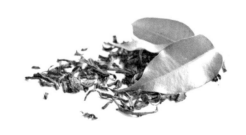

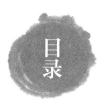

目录

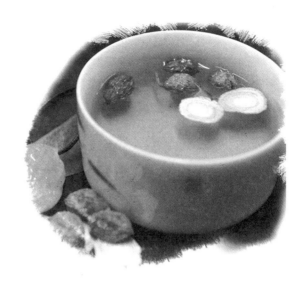

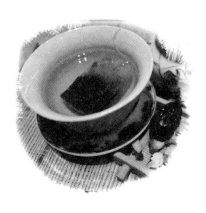

第四篇
茶疗祛疾保健康

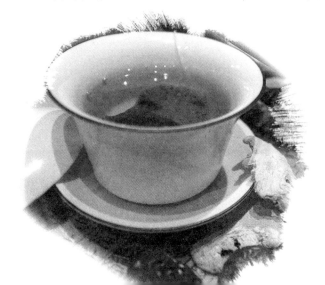

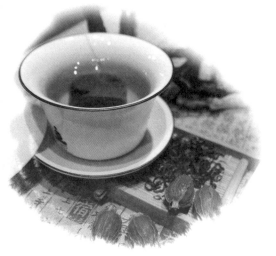

第五篇 茶言茶语

第一篇

药茶

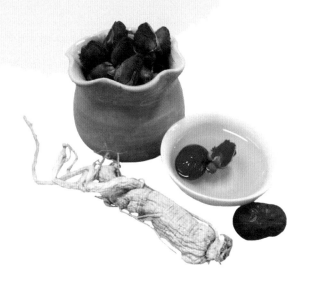

一　药茶的起源

　　药茶，作为传统医学瑰宝中的一大部分，同针灸、推拿、导引、气功等一样，即是指用含有茶叶或不含有茶叶的单一或多种药物的组成，以饮茶的方式来防治疾病的一种形式。它是充分反映中医"防未病"思想的一种产物，其应用历史非常悠久。

　　那么，药茶的应用一定是要以茶的使用为基础，故而当在谈及药茶的源始之前，就一定要仔细谈一谈茶的由始。在远古时期，其实并未有"茶"这一个字，但不能明确地说当时便是没有今天的"茶"这一物品。

　　我们以字形为切入点来看的话，"茶"在古代汉语中并没有这个字体。而是从东汉时期由"荼"发展，而逐渐出现了"茶"字。在西汉时期的《毛诗正义》之中，有"荼，苦菜"一条的记载。在《神农本草经》中，也有一条记载，说"苦菜，一名荼草，一名选，味苦，寒，无毒……久服安心，益气，聪察，少卧，轻身，耐老。"那这是不是以后的"茶"呢？其实，笔者认为并非这样。在东汉许慎所作的我国第一部字典《说文解字》之中，有"荼，苦荼也，从艸，余声，同都切"，在梁时的陶弘景所著的《本草经集注》中把"苦菜"列入到了"菜部"，然而在其注文之中却提起"疑此为今茗也"故而可以看出，在这里的"荼"与草本有关。

　　在唐代的官方修著的《新修本草》之中，便是对陶氏所惑提出了新的看法，注称曰"谨按，苦菜，诗云：谁谓荼苦，又云堇荼如饴，皆苦菜异名也。陶谓茗，茗乃木类，殊非菜蔬。"该书在木部列出了"茗"与菜部的"苦菜"，将这两种事物明确的区别开来。另外在《尔雅·释木》之中也有这么一句条文"槚，苦荼。"从这句话之中，可以明确的看出，这里的苦荼与前面所言的苦菜是明显不同的。至唐代时期，陆羽写了我国的第一部茶经专著，里面记载了一些茶的异名，"一曰茶，二曰槚，三曰蔎，四曰茗，五曰荈。"蔎，是见于《茶经·七之事》引用西汉扬雄《方言》中的一句话，其言"蜀西南人谓茶曰蔎。"而对于"荈"字，笔者认为是在流传过程之中由于"苦菜"与"荼"的互用而在此误用。"荈"，我们可见于西汉大辞赋家司马相如的《凡将篇》里"乌啄桔梗芫华，款冬贝母木蘗蒌，芩草芍药桂漏芦，蜚廉藋菌荈诧，白敛白芷菖蒲，芒消莞椒茱萸。"在这里，将"荈"作为一种药物而言，既然是作为药物来讲，那么其实更倾向于为神农所载之苦菜。另外，我们在《说文解字》里也可以找到对于"茗"的解释，其中说"茗，荼芽也。从艸，名聲。莫迥切。"而茶叶，便是采摘茶树的嫩叶所制成。故而，茶在历史发展过程之中，由于不同的地域文化，饮食习惯等形成了不同的别名，异名，也有不少由于最初的名称，而将另外之物品当作是茶的。

总之，笔者认为在今人之书所言的茶与神农氏有关，实际是为谬误的。神农氏所说的苦菜，其实应该是我们今天所说的苦苣，苦苣亦有别名为苦菜，据后世多家本草所述的作用，也是可推断出来的。那么可以在目前的古代文献，明确单独把今天的茶这一物作为单一条目列举的是在《新修本草》之中，但是可以推测出茶在东汉时期已经产生，为人们所利用。

当茶为人们所利用之后，逐渐产生了含茶或以饮茶的形式而出现的一些约茶。我们最早可以找到的一个例证是三国时期张辑所著的《广雅》之中。"荆巴间采茶做饼，则成米膏出之，若饮，需先炙令色赤，以汤活覆之，用葱、姜毛之，其可醒酒，使不眠。"这是药茶的一个起源，以原来的单一生茶叶，转变成茶叶的制作加上葱姜，这为以后药茶的发展奠定了坚实的基础。从此，在各个繁盛年间所著作的本草及养生类书籍之中，大多都可见到一些与药茶相关的记载。

经过了唐代之前的战乱，当到了唐统时期，由于结束了战乱的国家局面，国家的发展一片欣欣向荣，经济力量逐渐雄厚，人们的生活质量也稳步提升，这时期不仅产生了许多外来药物，产生了我国第一部官修本草——《新修本草》，也为药茶的发展起到了衔接的作用。

孙思邈整理唐代以前医学经验为大成的《千金要方》中载有"竹茹芦根茶"等10首药茶方，例如在《备急千金要方　卷八　治诸风方·风痱第五》中记载了竹沥汤。这个汤剂是由竹沥二升，生葛汁一升，生姜汁三合一起组成的。这个方中没有茶叶，然而在这前面记载它的饮用方法却是"凡欲医此病，知先后次第，不得温投汤药以失机宜，非但杀人，因兹遂为痼疾，亦既得之，当先进三味竹沥饮，少似有胜于常，更进汤也。"这是以饮茶的形式先在服用汤剂的时候饮用，继而达到治病救人的目的，故而这也是在药茶的范围之内。其余的也都大类此用，例如还有杏仁饮子、犀角人参饮子、芦根饮子等，在所载的众多药方之中有10首药茶方剂与前代所载甚少的书籍相比，这也是体现了药茶在唐代时期的逐步发展。唐代孟诜的《食疗本草》，这本书是世界上现存最早的食疗专著，集古代食疗之大成，为中国和世界医学的发展作出巨大贡献，记载"桑叶，炙，煎饮之止渴，一如茶法。"又"茗叶，利大肠，去热解痰。煮取汁，用煮粥良。又，茶主下气，除好睡，消宿食，当日成者良。蒸、捣经宿。用陈故者，即动风发气。"这里不仅提到了茶的饮用，而且也提到不可用陈茶饮用之。另外在唐代咎殷的《食医心鉴》中记载"治水气皮肤痒及明，枳壳一两，柞末，如茶法煎，呷之。"这是以单独的一味药物当作茶叶的饮用方法来饮用。陈藏器在《本草拾遗》中也给予茶叶很高的评价，认为茶叶"上通天境，下资人伦，诸药为百病之药，茶为万病之药。"另外在《本草拾遗》也记载了木槿花，可以"主痢后热，渴作饮服之，令人得睡"。五代《日华子本草》也记载木模花"作汤代茶吃，治风"。在这些唐代文章中关于药茶的记载，可以认知道药茶在唐代有了一个很好的发展，可谓是以后药茶发展坚定的基石。在王焘的《外太秘要》中所记载的代茶新饮方，详细地记载了一个药茶的制作方法，用途和适应证。方见于下：

黄芪、通草（各二斤），茯苓、干姜、干葛根（各一斤），桑根白皮（一斤），鼠粘根（三斤，湿加一斤），生干地黄、枸杞根（洗）、忍冬（十二月采枝茎叶，阴干，湿加五两）、薏苡仁（各十两），菝葜（八两），麦门冬（去芯）葳蕤（各五两），上十四味，并拣择，取州土坚实上者，刮削如法，然后秤大斤两，各各别捣，以马尾罗筛之。搅令匀调，重筛，务令相入，不令偏，并别取黄白楮皮白皮根相兼细切，煮取浓汁，和溲，令硬软得所，更于臼中捣，别作一竹棬子，围阔二寸半，厚二分以下，临时斟量大小厚薄作之，此亦无定。众手依摸捻成饼子，中心穿孔，日暴干。百馀饼为一穿，即以葛蔓为绳贯之。竹作篾亦得，挂之通风阴处妙。若须煮用，以炭火上炙令香熟，勿令焦，臼中捣末，任随时取足，煎以代茶，大都浓薄量之，著少盐煮之，频扬之，即滑美，著盐、橘皮、荜拨亦佳。除风破气，理丹石，补腰脚，聪耳明目，坚骨长肉，缓筋骨，通膝理。头脑闭闷，眼睛疼痛，心虚脚弱，不能行步，其效不可言。若患脚气、肺气、疝气、咳嗽，入口即愈。患消中、消渴尤验。主疗既多，不复一一具说，但服之立取其验。禅居高士特宜多饮，畅腑脏，调适血脉。少服益多，心力无劳，饥饱饮之甚良。若腊月腊日合之，十年不败。

代茶，顾名思义，就是代替以茶叶为冲泡物品的茶来饮用的一种形式。上文载中国最早的食疗本草专著孟诜的《食疗本草》中，"桑叶，炙，煎饮之止渴，一如茶法。"这里便是已经逐渐有了代茶的影子。代茶，它便是从这里发源，但此时并未有"代茶"这个名字。直到王焘以代茶新饮方的出现，一个复合的代茶方剂便逐渐为人们开拓出一种新的以药茶为形式的保健方式。

之后，在公元992年，由宋代朝廷组织有关名家编著的大型方书《太平圣惠方》正式刊行，其书97卷中就有药茶诸方一节，收药茶方剂8首，方载于下：

（1）治伤寒头痛壮热，葱豉茶方，葱白三茎，去须、豉半两、荆芥一分、薄荷三十叶、栀子仁五枚、石膏三两、捣碎、茶末三钱、紫笋茶上，上以水二大盏，煎取一大盏，去滓，下茶末，更煎四五沸，分二度服。

（2）治伤寒头疼烦热，石膏茶方。石膏二两，捣末紫笋茶碾为末上以水一中盏，先煎石膏末三钱，煎至五分，去滓，点茶服之。

（3）治伤寒，鼻塞头痛烦躁，薄荷茶方。薄荷三十叶，生姜一分，人参半两，去芦头，石膏一两，捣碎，麻黄半两，去根节，上件药剉，先以水一大盏，煎至六分，去滓。分二服，点茶热服之。

（4）治宿滞冷气，及止泻痢，硫黄茶方。硫黄三钱，细研，紫笋茶三钱末，诃黎勒皮三钱上件药相和令匀，以水依常法煎茶稍热服之。

（5）治肠风，槐芽茶方。嫩槐芽，采取蒸过火焙，如作茶法每旋取碾为末，一依煎茶法，不计时候，服一小盏，兼疗诸风极效。

（6）治风及气补暖，萝藦茶方。上萝藦叶，夏采蒸熟，如造茶法，火焙干。每旋取碾为末，一依煎茶法，不计时候服。

（7）治肠风，兼去脏腑风湿，皂荚芽茶方。嫩皂荚芽，蒸过火焙，如造茶法。每旋取碾为末，一依煎茶法，不计时候。入盐花亦佳。

（8）治风补暖，石楠芽茶方。嫩石楠芽，采蒸熟火焙，如造茶法。每旋取碾为末，煎法如茶服之。

综上，在《太平圣惠方》出现的药茶已经是多种形式，并且治疗的范围也逐渐扩大，治疗的方式也是更加多种多样。此时，一样看不到以单一茶叶为治疗药物的方法，但是使用更多其他的药物以饮茶的形式来治疗。尤其是后四首方的服用时辰是"不计时候"的，也就是说这是继王焘以后，代茶的又一个新的发展。

公元1078年，由宋代太医局编成的《太平惠民和济局方》中也有药茶的专篇介绍，其中的"川芎茶调散"一方可称得上是较早出现的成品药茶。

见于下：

治丈夫、妇人诸风上攻，头目昏重，偏正头疼，鼻塞声重，伤风壮热，肢体烦疼，肌肉蠕动，膈热痰盛，妇人血风攻注，太阳穴疼，但是感风气，悉皆治之。白芷、甘草（炙）、羌活（各二两），荆芥（去梗）、川芎（各四两），细辛（去芦，一两），防风（一两半），薄荷（叶，不见火，八两），上为细末。每服二钱，食后，茶清调下。常服清头目。

从这首方剂上来看，它也是以饮茶的形式，来冲服药散，借助茶的作用，最后来综合调节。

另外，在宋代陈直所著的保健养生《寿亲养老方》中也记载有药茶方剂，或者说是代茶方剂。分别是苍耳茶和槐茶方。方见于下：

食治老人风冷痹，筋脉缓急，苍耳茶方苍耳子（二升，熟杵为末）上每日煎服之，代茶常服，极治风热，明目。

食治老人，热风下血，明目益气，除邪，治齿疼，利脏腑，顺气，槐茶方槐叶（嫩者，五斤，蒸令熟，为片，晒干作茶，捣罗为末）上每日煎如茶法，服之，恒益，除风尤佳。

另外，在宋政和年间撰成的大型方书《圣济总录》中载有大量的民间经验方，也同样有应用药茶的经验。综上而看，宋代的药茶发展到了一个巅峰的时期，出现了成品的药茶剂型，有多种形式的饮用方法来达到治疗的目的。不仅在大型官修方书中有所记载，在保健养生类书籍中同样也有记载。

宋代之后，由于元朝蒙古与中原文化的融合，这一时期的药茶与前代略有所不同。例如在元代饮膳太医忽思慧在《饮膳正要》中较为集中地记载了枸杞茶、玉磨茶、金字茶、范殿帅茶等。以枸杞茶为例，其曰：

枸杞五斗，水淘洗净，去浮麦，焙干，用白布筒净，去蒂萼黑色，选拣红熟者，先用雀舌茶展溲碾子，茶芽不用，次碾枸杞为细末。每日空心用匙头，入酥油搅匀，温酒调下，白汤亦可（忌与酪同食）。

可以看出，由于蒙古人的饮食习惯，所以在这些药茶之中会加以酥油、酪品等制品，这也增加的药茶的丰富性和多彩性，在养生保健上也算是独特的一笔。另外在元代纱图穆苏撰著的《瑞竹堂经验方》一书中还载有治痰喘病的药茶方。

到了明代，便是有了另外一部大型方书《普济方》。在《普济方·卷二百五十九·食治门》这里专门列设了"药茶"篇，载有药茶方9首。其中上八首分别是采用由宋代朝廷组织有关名家编著的大型方书《太平圣惠方》中的方剂，第九首另收集之。他们分别就是：

（1）**葱豉茶方：**出自《圣惠方》。治伤寒头痛壮热。葱白三茎，去须、豉半两、荆芥一分、薄荷三十叶、栀子仁五枚、石膏三两、捣碎、茶末三钱、紫笋茶上，右以水二大盏，煎取一大盏，去滓，下茶末，更煎四五沸，分二度服。

（2）**薄荷茶方：**出自《圣惠方》。治伤寒鼻塞头痛烦躁。薄荷三十叶，生姜一分，人参半两，去芦头，石膏一两，捣碎，麻黄半两，去根节，右件药剉，先以水一大盏，煎至六分，去滓。分二服，点茶热服之。

（3）**硫黄茶方：**出自《圣济总录》。治宿滞冷气，及止泻痢。硫黄三钱，细研，紫笋茶三钱末，诃黎勒皮三钱，右相和令匀，以水依常法煎茶稍热服之。

（4）**石膏茶方：**出自《圣惠方》。治伤寒头疼烦热。石膏二两捣末，紫笋茶碾为末右以水一中盏，先煎石膏末三钱，煎至五分，去滓，点茶服之。

（5）**槐芽茶方：**治肠风。嫩槐芽，采取蒸过火焙，如作茶法每旋取碾为末，一依煎茶法，不计时候，服一小盏，兼疗诸风极效。

（6）**萝藦茶方：**出自《圣惠方》。治风及气补暖。用萝藦叶，夏采蒸熟，如造茶法，火焙干。每旋取碾为末，一依煎茶法，不计时候服。

（7）**皂荚芽茶方：**出自《圣惠方》。治肠风，兼去脏腑风湿。用嫩皂荚芽，采蒸过火，焙干如造茶法。每旋取碾为末，一依煎茶法，不计时候服。入盐花亦佳。

（8）**石楠芽茶方：**出自《圣惠方》。治风补暖。用嫩石楠芽，采蒸熟火焙，如造茶法。每旋取碾为末，煎法如茶服之。

（9）**治好食生茶本草方：**用川椒末，不限多少，以糊丸如梧桐子大，茶下十丸。

另外，李时珍在《本草纲目》中载有多首药茶方，并论述了茶叶的药性、功用等。在这个时期，由于本草学知识的快速发展，对于茶叶的发展也有了很大的影响，出现了多种的茶叶形式，以及药茶的方剂。清代以后，药茶的内容、试用范围都有了进一步的发展。

综上所述，药茶的发展，从最初东汉时期的单一使用茶叶治病，到后来出现多种不同品种的茶叶，多种不同的制作方法。再加上有其他药物的服用，以饮茶的形式，或者是以饮茶的形式来冲服等都使得药茶在中国的传统文化之中扎土生根，逐渐成为我们生活的一部分，是我们中医治疗上独特的瑰宝。

二 药茶的作用

药茶以取材简易，调配方便，针对性强，灵活度大，疗效确切，深受广大群众欢迎，在临床上运用广泛，主要有以下几个方面作用。

（一）药茶的作用

◇ 1. 养生滋补

人体的衰老源于自身气血阴阳的慢慢衰退，药茶药性平和，无损胃气，可长期饮服，滋补阴阳气血，润物无声，对养生保健，延年益寿大有裨益。所以药茶历来是中医养生滋补的重要方法，如《韩氏医通》所记载的"八仙茶"，便是益寿延龄的经典茶方。而且药茶加减灵活，使用者可以根据自身需要，有针对性地加减，使效果更好，如益气多配用人参、黄芪、西洋参，养血多配用当归、白芍、大枣，滋阴多配用麦冬、沙参、生地黄、石斛，温阳多配用肉桂、干姜、生姜。

◇ 2. 疾病调养

慢性疾病患者及病术后者，若施以汤剂，虽疗效显著，但煎煮汤药繁琐不便，加之味多量大，增加胃肠负担，易致反胃、腹胀，使长期服用存在一定困难。而一般的丸、散、膏、丹虽适于长期服用，但毕竟作用过缓。若据病情选用针对性强的药茶，作用温和，不仅方便效显，且无壅滞胃气之弊，常服频饮，渐复正气，缓图其效，对疾病调养颇为相宜。

◇ 3. 预防保健

药茶是中医预防保健的重要方法，尤其对预防瘟疫和预防中暑最为有效。瘟疫为急性传染病，此病预防十分重要。药茶配服方便，适于日常频饮；于瘟疫流行时节，酌情选用适宜的药茶方，日常频饮；对预防瘟疫具有积极意义。如验方"板蓝根茶"由板蓝根、大青叶、野菊花、金银花四味药组成，沸水冲泡代茶频饮，清热解毒功专力大，为预防流行感冒首选茶方。中暑为夏季特有疾病，感受暑热之邪所致，发病较急，易于伤津耗气。饮用配伍金银花、薄荷、六一散等清凉祛暑类药茶，对该病具有未病先防及治轻防重之作用。而且夏季饮用凉茶，亦是老百姓颇为流行的生活习惯。

◇ 4. 病症治疗

药茶为一种治疾疗病的简易可靠的方法，历代医药学家对此积累了丰富的经验，在所著作中多有论述，载方甚多，如孙思邈《备急千金要方》中用于治疗呃逆的"竹茹芦根茶"（竹茹、芦根、生姜），《太平圣惠方》中用于调气安胎的"糯米黄芪饮茶"（糯米、黄芪、川芎），李时珍《本草纲目》中用于治疗小儿遗尿的乌药嫩叶煎饮代茶等。近代，更有根据药理学研究成果开发出的各种防癌、治癌茶和防辐射茶，对维护民众健康有着积极的作用。

◇ 5. 现代医学对茶叶的认识和应用中认为茶叶常见功用有 25 种

（1）**助消化**。人体的消化系统包含有多个脏器，其消化功能与血液的运行、微循环、免疫密切相关。茶色素具有良好的改善血液微循环、促进血液运行的作用，进一步加强了消化功能的运转，故而茶可以促进人体的消化。另外，茶叶中的一些生物碱可以使得神经系统兴奋，进一步促进消化系统的功能。

（2）**提神醒脑**。茶叶中也有一定的咖啡因，对于部分人群来说，咖啡因可以大量促进肾上激素垂体的活动，进一步起到提神醒脑的作用。

（3）**延年益寿，增强人体的适应能力**。茶，作为一种人们长期饮用的具有保健功效，可以延缓衰老和增加寿命作用的饮料。目前已经证明它产生这些作用主要缘于其中的各种维生素、茶多糖、茶氨酸、茶多酚等物质成分。另外，这还与茶叶具有良好的抗氧化活性有关。

（4）**降血脂、减肥**。茶叶中的茶多酚可以很好的溶解脂肪，并且促进机体内脂类化合物的代谢，抑制胆固醇等的产生，故而可以减低血脂，达到减肥的目的。

（5）**保护牙齿**。茶叶可以保护牙齿，一方面由于其中含有氟化物，能够防止牙齿的牙釉质变质；另一方面可以抑制口腔内细菌，减少其增殖速率和分泌物的产生，进一步保护牙齿。

（6）**利尿、消肿**。茶多酚和茶叶中的一些生物碱如咖啡因、茶碱等，增多肾小球的过滤液，对肾脏尿液的产生有一定的促进作用。

（7）**抗菌消炎，抗病毒**。由于茶中含有茶多糖，据大量实验表明，茶多糖可以激活人体免疫系统的部分功能以及激活部分免疫细胞、免疫成分的产生，如巨噬细胞、T淋巴细胞、细胞因子等，故而茶可以起到抗菌消炎、抗病毒的作用。

（8）**降血压、防高血压**。高血压是指以体循环动脉血压（收缩压和/或舒张压）增高为主要特征。高血压形成的原因大致可以为家族遗传、年龄增长、饮食结构不平衡以及精神环境的刺激等。而茶叶降血压，防高血压的作用主要是对由于饮食和精神刺激所产生的高血压，对其他因素所造成的只能起到缓解症状的作用。茶叶中的茶多酚具有很好的降脂的作用，可以减少由于血管内脂质过多引起的动脉硬化等原因所造成的高血压。另外，由于血管紧张素增加可以导致高血压的形成，而茶叶中的多种物质可以减少血管紧张素的产生，进而可以降低血压，防止高血压的产生。

（9）**抗动脉硬化**。动脉硬化是动脉的一种非炎症性病变，可使动脉管壁增厚、变硬，失去弹性、管腔狭窄。其形成原因主要由于高血压、高血脂、抽烟等，而茶叶具有良好的代谢脂类物质和降低血压的功能，故可以抗动脉硬化。

（10）**可治糖尿病**。据研究显示，茶多糖具有明显的降糖作用。而糖尿病是一组以高血糖为特征的代谢性疾病，人体内血糖病理性过高是由于胰岛素分泌缺陷或其生物作用受损，或两者兼有引起。故而，茶具有治疗糖尿病的作用。

（11）**防治冠心病**。冠状动脉粥样硬化性心脏病，简称"冠心病"，是冠状动脉血管发生动脉粥样硬化病变而引起血管腔狭窄或阻塞，造成心肌缺血、缺氧或坏死而导致的心脏病。其形成原因主要是高血压、高血脂、高血糖以及不良的生活习惯等。由于茶叶具有很好的降压、降脂、降糖的作用，故而茶对防治冠心病也有着非常好的疗效。

（12）**抗辐射**。例如电视的辐射。茶多酚具有良好的抗辐射的作用主要是由于其能够促进机体内的放射性物质排出体外，尤其与其中的表没食子儿茶素没食子酸酯等相关。另外，由于茶叶具有增强人体免疫功能的作用，也可进一步修复破损细胞，促进体内的放射性物质的排出。

（13）**安神、镇静、改善睡眠**。国内外大量实验表明茶氨酸能明显抑制由咖啡因引起的神经性兴奋，可以促进大脑和神经的生长等，进而适量饮茶可以对治疗某些睡眠障碍产生良好的作用。另外，茶氨酸会影响人体内多巴胺的释放，进一步影响人体情绪的变化，使人能够静气安神。

（14）**营养剂**。茶中具有茶多酚，茶多糖，茶氨酸等的成分，能够为机体提供多种营养成分，故而在一定条件下可以充当营养剂。

（15）**美容作用**。人体处于外界之中，会受到紫外线的一定刺激。而紫外线是皮肤中自由基的主要来源。自由基可以使得皮肤衰老和皱纹的产生。据实验研究，茶多酚对紫外线有非常敏感的感知作用，可以并直接阻止紫外线对皮肤的损伤作用，且具有良好的抗氧化能力，可以清除皮肤中的自由基，减缓皮肤的衰老和皱纹的产生。另外，茶多酚具有良好的抗菌消炎、抗病毒的作用，可以减少由病毒或细菌等所造成的皮肤疾病。

（16）**防治贫血**。茶色素可以改善血小板的黏附和聚集，提高血清中高密度脂蛋白的含量并且可以改善血液微循环，提高人体的免疫能力，进一步起到防治贫血的目的。另外，由于机体内的造血组织对辐射非常敏感，造血组织容易受到损伤，可能导致贫血的产生。由于茶多酚、茶多糖具有抗辐射的作用，故而茶多酚对由于辐射所造成的贫血有一定的预防和治疗作用。

（17）**抗疲劳、解疲劳的作用**。茶叶中的一些物质如表没食子儿茶素没食子酸酯（EGCG）、茶色素等对人体的神经系统有些比较大的作用。EGCG可以延缓神经细胞衰老；茶色素可以改善血液微循环，提高人体的免疫能力；茶氨酸可以促进消除血液内乳酸的含量。综合来看，茶具有缓解疲劳的作用。

（18）**醒酒、解酒毒**。医学上将酒精中毒分为急性中毒和慢性中毒。用茶来解毒，一般用于慢性的、症状轻微的酒精中毒。酒精在人体内的代谢主要涉及肝脏，其毒性会直接作用于心脏、肝脏、神经系统。据实验由于茶多酚具有修复酒精对肝脏的损伤并且促进肝脏代谢酒精，并且茶叶中的茶皂素可以减缓酒精的吸收，降低人体饮酒后乙醛的浓度，故而茶叶可以醒酒，解酒毒。

（19）**防癌、抗癌**。人体细胞发生癌变可以受到多种因素的刺激而产生，这其中无论是生物因素、化学因素还是物理因素，产生的活性氧自由基促使机体产生癌变都有着不可忽视的影响，而茶叶良好的抗氧化能力便可以很好地消除自由基以发挥其抗癌、防癌作用。另外，茶叶还可以抑制癌变基因的表达、减少部分 N- 亚硝基化合物的生成等，这对防癌、抗癌也有一定的作用。

（20）止泻。腹泻，是指排便次数明显超过平日习惯的频率，粪质稀薄，水分增加，每日排便量超过 200 克，或含未消化食物或脓血、黏液。腹泻常伴有排便急迫感、肛门不适、失禁等症状。而其多是由于病毒、细菌感染导致肠道菌群失调所致，而茶叶对肠道微生物有一定的调节作用，可以杀灭或抑制肠道有害菌，进而调节肠道功能达到治疗腹泻的目的。

（21）解毒。据研究表明，茶叶中的儿茶素类化合物和茶黄素化合物具有良好的抑制病菌增殖和其产生毒素的作用，尤其是对肠道中的有害细菌。并且茶叶中的有效成分对产生的毒素还有很好的中和作用。另外，茶多酚对体内的一些过量金属离子和重金属离子的排出有促进作用。

（22）抗结核病。由于茶对人体的免疫能力有一定的促进作用，并且一定程度上能促进肺脏的运转，故而在一定程度上可以抗结核病。

（23）升高白细胞，治白细胞减少病。茶多糖可以激发人体部分的免疫能力，减少白细胞凝结，促进巨噬细胞、淋巴细胞等的增殖。茶多酚也可以保护人体的造血组织，进一步可以提高白细胞，降低白细胞减少症的发生。

（24）除异味、消口臭。大部分口臭的病变部位是口腔。口腔中有未治疗的龋齿、残根、残冠、不良修复体、不正常解剖结构、牙龈炎、牙周炎及口腔黏膜病等造成口腔内细菌、食物残渣留存。深龋窝洞内、不良修复体悬突下常残存食物残渣和菌斑。细菌经过发酵分解就能产生臭味。而茶多酚对口腔致病菌有一定的抑制作用，进而可以消除口腔内的异常气味。另外，茶氨酸也可与一些臭味分子结合进而可以除臭。

（25）调节体液的酸碱平衡。人体在代谢过程之中，会使得体液的酸碱平衡发生动态的变化，但始终保体液的 pH 在 7.40，肺是排出体内挥发性酸的重要器官。血中 CO_2 分压增高时，便兴奋呼吸中枢，使呼吸加深加快，加速 CO_2 排出，降低血中的 H_2CO_3 浓度；血中 CO_2 分压降低时，呼吸就变慢变浅，减少 CO_2 排出。肾调节酸碱平衡的能力最强，一切非挥发性酸和过剩的碳酸氢盐都必须经过肾脏排出。茶对肺和肾脏对酸碱平衡的调节有一定的促进作用。故而茶可以促进机体酸碱度平衡的协调。另外，茶叶中的一些生物碱能中和血液中的酸性代谢物也能起到维持人体酸碱平衡的作用。

（二）药茶的分类

药茶是将一种或者多种药物通过饮茶服用的形式，无论其中有无茶叶，所以我们可以根据不同的药物组成成分大致分为以下几大类：单一的茶叶、单一药物不含茶叶、单一药物含茶叶、多种药物不含茶叶、多种药物含有茶叶、花茶、代茶等。

◇ 1. 单一茶叶

据现代实验鉴定，茶叶中主要有 C、H、O、N、P、K、S、Ca、Mg、Al、Cl、Na、Ba、Br 等基本元素 50 多种，由它们所构成的化合物更是多达 500 多种。另外，茶叶中还含有大量人体所需要的微量元素，例如有 Co、F、Fe、Zn、Cu 等。在这些化合物之中目前已经确定对人体健康有益的化合物大致有茶多酚类、氨基酸类、元素类、茶色素类、茶多糖、茶皂类、生物碱，等等。大多数实验所证明的单一茶叶的作用主要有：杀菌抗病毒、抗癌、改善和调节心脑血管疾病、降血糖、降血脂、增强免疫力、消除疲劳、预防并改善牙齿和骨骼健康、乌发明目等。以现在常饮用的单一茶叶分别叙述它们各自的特点。

绿茶是生嫩茶叶没有经过很多的加工方法所制成的。所以它里面的成分大部分可以得以保留，发挥它们的作用。在清代陶承熹、王承勋辑刊于 1759 年的《经验方》中有绿茶煎这一方，该方有清心明目，止渴除烦，化痰消食，利尿解毒，消炎止痢的功效，这是应用单一绿茶制作的方。其制作是将绿茶 100 克，煮取浓汁 300 克，每次服 100 克，加醋 10 克，并且需要热饮，每日 3 次。红茶是新鲜茶叶在经过一般的加工以后还要进行完整发酵的一类茶叶，所以茶叶本身所含有的化合物会发生大量的反应进而产生多种其他的物质，进而可能有一些附加的作用，如对脾胃的保健作用。在二十世纪八十年代有迟钝所著的《民间方》中有糖蜜红茶饮，它的功效是温中健胃，助消化，可以适用于胃、十二指肠溃疡病的病人。其制作方法是将红茶放入保温杯中，以沸水冲泡，盖盖温浸 10 分钟，再调入蜂蜜与红糖，趁热饮用。可以每日 3 剂，但需要饭前饮用。黑茶是在几种常见单一茶叶饮用中发酵程度最高的一个品种，在发酵过程中逐渐增强了它降血糖降血脂的功能，一定程度上也改善了心脑血管状态。乌龙茶不同于红茶，它很像是绿茶和红茶的结

13

合体，由于没有红茶那么大程度的发酵，所以它既具有绿茶的一部分医疗保健作用，又同时具有红茶的一些医疗特点，而且具有很好的抗癌预防肿瘤的作用。黄茶是在绿茶的基础上有一些轻微的发酵，比乌龙茶的发酵力度还要小，所以对于身体虚弱的人也是非常适用，可以起到杀菌、增强免疫力的作用。最后就是人们饮用的花茶，因为花茶是结合鲜花和嫩茶两种香气的综合体，所以花与茶叶的结合也在一定程度上增加了茶叶饮用的保健疗效。

综上，我们在日常生活保健之中可以用到单一的茶叶来冲服泡用，无论是用绿茶、乌龙茶来消食，消除疲劳，还是用红茶、黄茶补益脾胃，或者是用像绿茶煎、糖蜜红茶饮等这些的小方，代茶来饮用，最终都是要来进一步提高我们的身心素质，使得我们可以更加健康，起到养生保健，强身健体的作用。

◇ 2. 单一药物

对于药茶中，那些采用只有一种药物来进行服用的，其实大多采用的是以茶送药的方式，或者是用该药的散、丸等形式最终以饮茶的方式得以进行治疗。由于药物众多，所能应用的药茶应该更多，但其实并非如此。那是由于在临床或者生活之中，单单只用一味药来治疗的很少，由于药物的疗效有限。所以很多时候，以单一药物为治疗的药茶，多是生活之中的常见药物，或者是以一些食药两用的药物为主，用这些药物所制成的药茶，由于不具有复杂的疗效，可以在日常生活中长期服用，进而可以来调整自身身体的健康状况，来达到最终可以阳平阴秘的状态。

《中华人民共和国药典》中记载着一个单一药物的药茶。山腊梅茶，其单单只有山腊梅叶这一种药物。其用法是将山腊梅叶粉碎，过筛，加适量的黏合剂制粒，压制成 100 块，60℃以下干燥即得，每次一块，开水冲服。它可以驱风解表，清热解毒。在唐代孟诜所著的我国第一步食疗本草专著中还有牛蒡子茶，它也是只用到了牛蒡子这一味药。需要放于锅内小火炒至微微鼓起、外面呈现微微的黄色并且略有香气，取出放凉，研磨成细末。每次 10克，用沸水冲泡，当茶饮用。可以祛风消肿，清肺利咽，主要用于治疗风热感冒所导致的咽喉肿痛、咳嗽、鼻塞头痛等症状。在《玉樵医令》中也有一个连翘茶。需要连翘 60 克，仅仅需要煎汤便可。主要功效是解毒消斑，可用于各种皮肤病，热毒致斑等。在《肘后备急方》中，记载有桑根白皮茶，是将桑根白皮的一层表皮轻轻刮去，冲洗干净，切成短节，用砂壶盛水煮沸，投入处理好的桑根白皮，稍微沸腾，然后饮用。它可以帮助痰饮浮胖患者利尿降压。另外，在《中药大辞典》中还记载有一个车前子茶。直接用沸水冲泡车前子，当茶饮用。可以降压利水，明目，祛痰止咳等。

总之，还有很多民间验方在古代医书上所记载的方剂，运用单一药物来当作代茶、药茶进行服用，有很多疗效，不能一一说明，需要对于不同的人，采用因时、因地、因人的思想去进行辨证，采用更简便的方式去给病人治疗，让病人服用方便，减少开支。

◇ 3. 单一药物加茶叶

由于茶叶本身具有一定的药物疗效，当再配合以其他的一些药物，组成复方时，便是有着更加丰富的疗效，可以起到不同的作用去调补身体中的偏离。茶叶有清头目、除烦渴、化痰、消食、利尿、解毒的功效，性凉，味甘苦。当再兼以其他药物的时候便是可以有很好的疗效。

例如在《百病家庭饮食疗法大全》中记载有蝉蜕茶，其中有蝉蜕5克，绿茶10克。将二者用沸水冲泡，可以清热利咽，疏散风热。在《饮食疗法》中记载有菊花龙井茶。菊花10克，龙井茶3克。共同放入到茶杯内，用热水冲泡后，饮用。可以疏散风热，清热明目。在《瑞竹堂经验方》中，记载了以乳香、茶叶各等分，鹿血适量，将乳香和茶叶共同研磨成的药末揉和成丸，以沸水冲泡，入鹿血服。可以温经散寒，消痛理气。另外，在明代李时珍所著的巨著《本草纲目》之中也记载有这么一个方剂。僵蚕茶，以炒用的白僵蚕，研磨为末，与茶末混合，用沸水冲服，可以祛风安神，化痰平喘。在本方之中茶末可以化痰祛湿，兼白僵蚕主风湿口噤失音，疗毒风痰结滞，二者相行共同来用于治疗由于痰水瘀滞所造成的或喘或咳或不能眠。

总之，由于药物具有不同的性味，具有不同的疗效，再加上茶叶本身具有令人少眠、祛痰、清头目、消食等的作用，当一味药再加上茶叶的作用时，就具有多种多样的功效，在使用时需要更多地采用辨证论治的思想运用这些药剂，这样才能达到治病的目的。

◇ 4. 多种药物不含茶叶

随着现代科技的发展，在古时候有些药物制剂可以不再单一的以煎煮的方式来服用药物，也可以通过装填在袋中，用热水冲泡的方式来饮用。这样不仅使得服用药物更加便捷，而且也节约了很多成本。另外，当然也可以是多种药物煎煮而最终以饮茶的形式来服用。

例如在《伤寒论》中的茯苓桂枝白术甘草汤的袋泡茶。它使用茯苓、桂枝、白术、甘草四味药打磨成粉装填在特制的茶袋中，以热水浸泡，直接饮用便可。又如在《圣济总录》中有一个赤小豆茶。它的药物组成是赤小豆、桑白皮、紫苏、生姜。它的煎服方法需要把这些药物加上水小火炖煮，直至赤小豆熟透。最后饮用汤液，或者同时兼服食用赤小豆。具有健脾利湿、温化水饮的作用。另外，在《济生方》里有一个柿蒂茶，它的药物组成有柿蒂、丁香、生姜三味药物。需要煎取汤汁，进而服用。可以起到降逆平呕、温补中焦的作用。

其实，现在大多数的药物采用的服用方法便是此种，用水煎用来取汁液来服用，或者是直接制成药物冲服的颗粒，用热水来冲服，最后冲泡完或直接用药煎服取汁基本差不多。在这里也只是从众多的方剂之中选取几个例子来说明一下这种类型的具体情况。

◇ 5. 多种药物含茶叶

多种药物中含有茶叶，或者茶叶末来煎用的话，茶叶可以起到调和诸药的作用，或者起到茶叶本身清热明目、使人少眠等作用。历代乃至当代的书之中记载有非常多的药剂中含有茶叶，这里选用一些来说明。

例如在《太平圣惠方》之中的硫黄茶。它的药物组成以硫黄、一诃子皮、紫笋茶为主。在用药时，需要先把硫黄研磨为药末，再将这三味药放在一起加热水煎之，可以达到温补肾阳、祛寒止痛的作用。在明代陈嘉谟撰刊于嘉靖四十四年（1565年）的《撮要便览本草蒙筌》之中记载有一个百药煎茶。它的药物组成是五倍子、绿茶、酵糟。它的饮用方法比较复杂，需要将五倍子捣烂和茶叶，加酵糟，发酵，等到有菌毛出现时，切块，晒干。最后用水冲服，可以达到润肺化痰，降火止渴的作用。另外，在金元四大家之一的攻邪派张从也记载了一个药剂，三分茶，摘录于下：

茶（二钱）、蜜（二两）、荞麦面（四两）

上以新水一大碗，约打千余数。连饮之。饮毕，良久，下气不可停，人喘自止。

饮用三分茶中热水冲泡荞麦面、茶以及蜂蜜，可以治疗咳嗽，亦可平喘。

在《中医药膳学》中还载有例如银菊茶、参梅甘草茶，等等。就不再一一赘述。

◇ 6. 代茶

自从有了代茶之后，人们在生活实践过程中不断地创新发展，明清时期产生形成了大量的代茶方。如在《慈禧光绪医方选议》中就有大量的代茶方。这些方剂不仅仅书上记载的很多，在人们的日常生活中还存在有大量的验方、效方，为居民的生活保健，提高居民的幸福程度起到了非常大的作用。

例如：

清热理气代茶饮方：甘菊三钱、霜桑叶三钱、橘红一钱五分、鲜芦根二枝切碎、建粬二钱炒、炒枳壳一钱五分　炒谷芽三钱，水煎，温服。

清热止嗽代茶饮方：甘菊二钱、霜桑叶二钱、广皮一钱、枇杷叶二钱炙包煎、生地一钱五分、焦枳壳一钱五分、酒芩一钱、鲜芦根二枝切碎，水煎，温服。

代茶，作为药茶中的一种，具有方便，快捷，保健养生的作用。在日常生活之中，通过长期饮用适合个人体质的代茶饮，一方面可以调节自身体质，通过后天的药茶的调节，将个人体质从偏性体质变成阴阳平和质的体质，既不会阳亢火旺，也不阴寒内盛，为自身的健康保健起到了非常大的作用。

◇ 7. 花茶

由于某些花，本身就是既可以食用，并且可以入药，如玫瑰可以理气解郁、和血散瘀，百合可以补中益气、滋阴养血，又如槐花可以凉血降火、清泻肝火，等等；菊花，在《神农本草经》中记载其"味苦，平"，可以用来"主风，头眩肿痛，目欲脱，泪出，皮肤死肌，恶风湿痹。久服，利血气，轻身，耐老延年。"日常生活中，常常会用沸水冲泡一些单一的花苞或者花朵来调理自身的健康状况。

综上，药茶的作用其实数不胜数，无论是单一的茶叶，单一的花茶还是多种药物的代茶，和其他类型的药茶都有非常多的作用。绿茶、红茶、黄茶等茶叶以及玫瑰、百合等花朵都有着自身的偏性。药茶一方面可以如同日常煎服药茶那样短期用，另一方面也可以根据自身体质长期服用。通过查阅多本资料，和各种各样药物的配伍组合，所形成的作用也是很多，与药物组成的方剂作用也是大差不差，最重要的是可以从药茶之中学习到注重日常食药两用的生活方式，毒副作用小的草物在日常生活之中随时祛除人体内的邪气，并非是等到"渴而穿井，斗而铸锥"的地步；起到药茶保健养生的作用，而非是治病救人的作用。

三 药茶的原料筛选以及制作

（一）药茶原料的筛选

药茶，就是由一种或者多种，含有茶叶或者不含茶叶的药物以饮茶的形式来服用的剂型。这两者在远古时期就是作为两种药物来发挥作用，并且此时所用的茶叶也是生茶叶，并非是经过一系列的制作过程得到的茶叶，后来逐渐发展，我国最早的国家本草著作唐代的本草专著《新修本草》中明确记载了茶叶的作用之后，人们才逐渐开始将药物和茶叶放在一起治疗。那么，谈及原料的筛选就要从茶叶的筛选以及药物的筛选这两个方面分别来具体谈述。

茶叶，一般根据发酵程度的不同分为绿茶、黄茶、红茶、黑茶、乌龙茶等。绿茶的发酵程度比较轻，黄茶、乌龙茶偏重，红茶发酵程度更重，根据药物的炮制的原理，茶叶的性质肯定已经发生了一定的变化。根据不同的需要，选择适合疾病阴阳属性的茶叶，根据"四气五味"理论进一步选择运用何种药物，如要用于清热解毒，降风熄火就要选择性质略属阴性，苦涩味明显的绿茶；用于温补中焦，驱散胃寒的就可以选择性质比较平和的黄茶或者是略有温补的红茶；用于调养由于少阳枢转不利所造成的疾病，同气相求就可采用同是选用半发酵的乌龙茶等。总之就是根据所要适用的症状，选择正确的茶叶来解决目前的症候所反映出来的疾病。对于花茶，首先确定所选择的花是何时采摘，具有什么样的药性，如菊花，由于秉受秋天的肃杀之气，

专家教您正确用药茶

18

其性质表示属阴，可以用于清头风，降火等；玫瑰，在清代的王式钰的《东皋草堂医案》中写道："玫瑰花，即徘徊花，本草所不载，用之自西洋始。西洋取花蒸露，主治最多。予因谛其色之鲜红，臭之香甜，信其走血而入脾。用以治血瘀，如胸膈疼痛、经期酸楚等症，试而辄效。"又在由凌一揆主编的《中药学》中有："用于肝胃不和所致的胁痛脘闷、胃脘胀痛等证。本品能行气解郁，疏肝和胃。"另外还可以"用于月经不调、经前乳房胀痛，以及损伤瘀痛等证。"所用的玫瑰都还是花骨朵之形态，尚未开放，所取的也是其生发升散的性质。总之无论是用茶叶还是花茶来作药茶，都需要辨别需要什么性质的药，用适合该患者的症候，选用合适的茶品来调理阴阳，达到阴平阳秘的状态。

药物，选用药物依然是要根据药物的寒热温凉属性和其五味来进行对证治疗，由于日常调理阴阳严重不平衡所造成的疾病大都采用药物治疗，在此就不再赘述关于药物的筛选问题。

（二）药茶的制作

目前，在市场上常见的药茶种类主要分为将药物直接煎服、袋泡茶、速溶茶等。

对于直接煎服的药茶，就和煎药的方法步骤一样煎服，取汁便可服用；袋泡茶，顾名思义就是将茶叶和药物包装在纸袋中，直接用沸水冲服来服用的一种药茶类型，它具有携带方便，可以随时随地冲泡等特点；速溶茶，将药物和茶叶浸取液经浓缩，干燥之后所得到的可以用热水快速溶解成药汤的一种类型。

总之，随着科学技术的发展，制药水平也不断提高。药茶的成品制作，如一些散剂、袋泡茶、速溶剂等，在市场上可以非常容易购买到，这样大大方便了的日常生活，带来了很多便利。除此之外，选用一些药物和茶叶，自行煎制也不失为一个行之有效的方式。

四 药茶的饮用及注意事项

茶叶，本身便在《唐本草》中明确记载了其药物的属性和主治。在和其他的药物进行配伍做成药茶，没有把握好药茶的偏性的时候，这种偏性的药茶可能对本身的健康造成影响，即选择正确适应于自身体质的药茶服用，避免最终造成寒者益寒，热者益热。在当下的季节里，选择切合自身体质的药茶，运用整体审查的思想来服用，最终达到调补阴阳的目的，起到养生保健的作用。

第二篇

体质

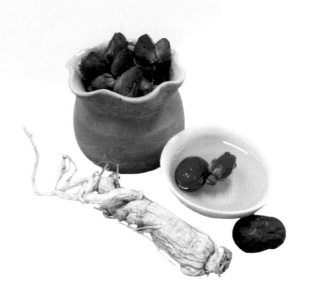

一 体质的概念及源流

（一）体质的概念

"体"，指身体，"质"，指性质、本质。所谓体质，就是机体因为脏腑、经络、气血、阴阳等的盛衰偏颇而形成的素质特征，是由先天禀赋和后天获得所共同形成的在形态结构、生理功能和心理状态方面综合的、相对稳定的、固有的特性，是人体生命活动的重要表现形式。具体指：

（1）**身体形态发育水平**：体型、身体姿态、营养状况等。

（2）**生理生化功能水平**：即机体新陈代谢功能及人体各系统、器官的工作效能。

（3）**身体素质和运动能力**：即身体在生活、劳动和运动中所表现出来的力量、速度、耐力、灵敏、柔韧等身体素质以及走、跑、跳跃、投掷、攀登、爬越、悬垂、支撑等运动能力。

（4）**心理状态**：包括本体感知觉能力、个性、人际关系、意志力、判断力等。

（5）**适应能力**：对外界环境以及抗寒耐暑的能力，对疾病的抵抗能力。

体质具有个体差异，不同的人有不同的体质，是每个生命个体在生长、发育过程中所形成的与自然、社会环境相适应的人体个性特征。中医对体质的认识是以生命个体为研究出发点，生理状态下主要表现为对外界刺激的反应和适应上，在病理状态下主要表现为对某些致病因子的易感性和对病程发展的倾向性，通过对不同体质构成特点、演变规律、影响因素、分类标准的研究，形成系统的中医体质理论，起到对疾病的预防、诊治、康复与养生的指导作用。影响人的体质的因素很多，如遗传、环境、营养、教育、体育锻炼、卫生保健、生活方式等。中医体质学是一门新兴的学科，是中医基础理论的不可或缺的一部分，对未病先防、已病防变起到了有助的作用，对分析疾病的发生、发展、诊断和治疗提供了有力的依据。

（二）体质的源流

人们对体质的研究可追溯到远古时期，纵观中西方文化流派众多。从西方来说，公元前400多年西方医学的奠基人，被尊为"医学之父"的希腊医学家希波克拉底按体型与体力特征把人体分为弱型、强型、肥胖型与湿润型，认为人的机体是由血液、黏液、黄胆汁和黑胆汁这四种体液组成的以不同的比例在人体内混合，从而使人具有多血质、黏液质、胆汁质和抑郁质四种不同的气质类型，疾病的产生正是由四种液体的不平衡引起的，而体液的失调又是外界因素影响的结果。这种对人的气质成因解释虽然并不正确，但是提出的气质类型的划分以及它的名称，却有其道理一直被沿用。

从东方来说关于人体体质的研究可追溯到2000多年前的《黄帝内经》，中医体质学说的形成是一个漫长的发展演变过程，经历了原始社会至秦汉时期、魏晋隋唐时期、宋金元时期、明清时期、建国后等几个阶段。

◇ 1. 原始社会至秦汉时期

原始社会至秦汉时期为中医体质学说产生的初期。其记载最早可追溯到秦汉时期的《周礼》："一曰山林，其民毛而方。二曰川泽，其民黑而津。三曰丘陵，其民专而长。四曰坟衍，其民晰而瘠。五曰原隰，其民肉丰而庳。"《吕氏春秋·尽数》亦有记载："轻水所多秃与瘿人，甘水所多好与美人，辛水所多疽与痤人。"从中可以了解到人们已经认识到体质受地理环境的影响，居住环境的不同使人的形态表现各有特点。

秦汉时期对体质有了初步的认识，首见于《内经》，在《灵枢·论痛》中记载"筋骨之强弱，肌肉之坚脆，皮肤之厚薄，理之疏密，各不同，肠胃之厚薄坚脆亦不等。"《素问·逆调论》记载是人者，素肾气胜。《素问·厥论》记载：此人者质壮，以秋冬夺于所用。《灵枢·阴阳十五人》、《灵枢·通天》、《灵枢·逆顺肥瘦》、《灵枢·卫气失常》、《灵枢·寿夭刚柔》、《素问·血气形志》等多篇文献中也都对体质的分类、发病特点、治疗手段有所论述。

另外，汉·王充在《论衡·气寿》中也指出：夫禀赋渥则其体强，禀赋薄则其体弱。此体质之强弱，即指体质，明确提出禀赋与体质的关系。东汉末年的《伤寒杂病论》认为伤寒六病的发生，是由于不同的体质类型与病邪

第二篇 体质

相互作用所产生六种病理表现。临床上因体质寒、热、燥、湿、虚、实的偏颇，形成强人、羸人、盛人、虚弱家、素盛今瘦、旧有微溏、阳虚、其人本虚等体质的差异，以致疾病存在有发于太阳、阳明、少阳、太阴、少阴、厥阴的不同。并认为即使在相同的致病条件下，由于体质的差异决定了是否发病，以及发病的类型、病位和病证的性质及转归等。由此可见，《伤寒杂病论》所论述的体质理论不仅较为系统地应用到了中医的体质分类，更指导了临床，蕴含有辨质论治的精神，使体质理论在临床实践中得到了进一步充实、提高和发展，运用于临床学的各个方面，奠定了临床体质学的理论与实践基础。不但从生理上对病人进行了区分，而且从病理上进行了划分，还提出了不同体质病人的禁忌，较之《内经》有了进一步的发展。

◇ 2. 魏晋隋唐时期

魏晋隋唐时期，中医体质学理论有了进一步的发展，在前人认识的基础上，加深了体质与发病、辨证、治疗等方面的认识，尤其是对特禀质体质、小儿体质有了更为明确的认识。如：

（1）晋代王叔和《脉经》所言："凡诊脉，当视其人大、小、长、短及性气缓、急，脉之迟、速、大、小、长、短，皆如其人形性者则吉；反之者则为逆。"论述了不同体质的人所表现的脉象特征亦有所不同。

（2）隋朝巢元方的《诸病源候论·漆疮候》中对过敏体质的人有所描述："漆有毒，人有禀性畏漆。但见漆便中其毒，亦有性自耐者，终日浇煮，竟不为害者。又见人无问男女大小，有禀不耐漆者，见漆及新漆器，便著漆毒。"以此说明过敏性疾病的发生是由其先天禀赋决定的，提出了中医特禀体质的理论。

（3）唐末宋初我国第一部中医儿科学专著《颅囟经》指出：凡孩子三岁以下，呼为纯阳。

◇ 3. 宋金元时期

宋金元时期是体质学说的继续发展时期，在此时期医学流派丛生，极大地丰富了中医学术思想，也充实了中医体质学理论的内容，尤其是金元四大家对体质的认识尤为突出。

金元四大家对中医体质学的贡献主要表现在，寒凉派医家刘完素的"火热论"对火热体质的认识及临床治疗提供了丰富的经验，另外在妇科、针灸、养生等方面根据年龄、体质的不同也做了较为深刻的探讨。攻邪派医家张从正创立了"病由邪生，攻邪己病"的攻邪学说，认为攻邪即是扶正的辨证关系。注重体质的不同，用药量的不同。如在应用吐法时身体壮实者可一吐而安，怯弱者可分三次小量轻吐；在运用汗法时少壮气实之人宜用辛凉，老耆气衰之人宜用辛温，病人禀性怒者可用辛凉，病人禀性和缓者可用辛温；同时认为地理环境不同，个体体质就不同，因而用药各异。如在阐述汗法禁忌时论述南陲之地多热，宜用辛凉之剂解表，朔方之地多寒，宜用辛温之剂解之。补土派医家李东垣提出了著名的"脾胃内伤，百病由生"的思想，特别强调饮食失调对体质的形成有重要影响；同时注重元气的生理作用，对气虚体质的形成与治疗作了重要阐述，由于其生于战乱，民不聊生，疾病以内伤脾胃为多，故其首创补中益气汤治疗气虚之证，对气虚体质的调治及相关疾病的治疗具有明确的效果。滋阴派医家朱震亨主张"阳有余阴不足"的理论，对阴虚体质的论述有重要贡献，明确地告诫人们要注重顾护阴精。在《格致余论·阳有余阴不足论》中指出阴虚体质的形成与后天因素密切相关；并将体型与发病相联系，提出了"肥人湿多，瘦人火多"的观点。

宋金元时期，体质思想自始至终贯穿于很多医家的研究过程中，从体质在性别、年龄上的差异，体质与疾病的关系，体质的干预方法，体质与养生等方面对体质理论进行了充实与发展，促进了中医体质学理论的进一步发展。如：伤寒医家庞安时在《伤寒总病论》中说："凡人禀气各有盛衰。同是感受寒毒，勇者气行而已，怯者着而成病。凡人禀气各有盛衰，……假令有寒者，多病阳衰阴盛之疾，或变阴毒也；素有热者，多病阳盛阴虚之疾，或变阳毒也。"宋代医家在唐代医家的基础上，对中医小儿体质理论做了更进一步的研究和发展。如钱乙在《小儿药证直诀》中描述："小儿易虚实，脾虚不受寒温，服寒生冷，服温生热，当识此勿误也。"并以小儿易虚易实的体质态特点，提出对小儿的治疗应注意用下法则量大小虚弱而下之，其观点为后世对小儿体质的认识提供了临床依据。另外《妇人大全良方》对因妇女体质不同而做出的不同治疗进行了系统的说明。《圣济总录》、《伤寒杂病论》等对体质也有了一定的认识。

◇ 4. 明清时期

明清时期是中医体质学发展的重要时期。这一时期涌现出许多医家，形成了温补与温病两大医学流派。特别是温病学派充分认识到体质对疾病发生、发展、转归的影响，总结出针对不同体质的治疗方法、用药规律等宝贵经验，不仅大大丰富了中医体质理论，而且广泛的应用于临床实践中。

温补派代表医家张介宾，非常重视对人体体质差异的辨别，在《景岳全书》中明确提出，人体质各异，可以从神志、色泽、性格、体形、习惯等方面辨别不同的体质，在治疗原则上强调"辨质论治、治病求本"。如在《景岳全书》中说："藏象之义，则脏气各有强弱，禀赋各有阴阳；脏有强弱则神志有辨也，颜色有辨也，声音有辨也，性情有辨也，筋骨有辨也，饮食有辨也，劳逸有辨也，精血有辨也，勇怯有辨也，柔刚有辨也。"又曰："当识因人因证之辨。盖人者，本也，证者，标也。证随人见，成败所由，故当以人为先，因证次之，若形气本实，则始终可治标，若形气原虚，则开始便当顾本。"

温病学派代表医家叶天士最大的贡献在于体质分类。他明确提出人体有木火体质、水土体质、阴虚体质、阳气素虚体质、气虚体质、血虚体质等。叶氏还对辨体论治进行了详细的描述，他在《外感温热篇》中明确指出："吾吴湿邪害人最广，如面色白者，须顾护其阳气，湿胜者阳微也，法应清凉，然到十分之六七，即不可过于寒凉，面色苍者，须要顾其津液，清凉到十分之六七，往往热减身寒者，不可就云虚寒而投补剂。"

明清医家徐大椿对体质理论也做了重要阐述，认为体质的差别以及这种差别对辨证意义重大。其在《医学源流论》中说："天下有同此一病，而治此则效，治彼则不效，且不唯无效，而反有大害者，何也？则以病同而人异也。夫七情六淫之感不殊，而受感之人各殊，或身体有强弱，质性有阴阳，生长有南北，性情有刚柔，筋骨有坚脆，肢体有劳逸，年龄有老少，奉养有膏粱藜藿之殊，心境有忧劳和喜乐之别，更加天时有寒温之不同，受病有深浅之各异，一概施治，则病情虽中，而于人之体质迥乎相反，则利益亦相反矣。"

清代医家吴德汉《医理辑要·锦囊觉后篇》提出某种体质之人易患某病，论述"要知易风为病者，表气素虚；易寒为病者，阳气素弱；易热为病者，阴气素衰；易伤食者，脾胃必亏；易劳伤者，中气必损。须知发病之日，即正气不足之时。"《医宗金鉴》提到体质从化理论："人感受邪气虽一，因其形藏不同，或从寒化，或从热化，或从虚化，或从实化，故多端不齐也。"薛生白在《湿热病篇》中提出素有脾病之人易病湿热，"太阴内伤，湿饮停聚，客邪再至，内外相引，故病湿热。"其他医著如《外感温热病篇》、《寓意草》、《温热经纬》、《温病条辨》等都对体质理论有了很深刻的论述。

民国时期的医学著作在体质方面也有更进一步的认识。如张锡纯著《医学衷中参西录》提出妇女滑胎多与肾虚体质有关，当从肾论治。并且还提出很多食疗经验方，如脾虚体质可多食用山药粥、益脾饼等，对中医食疗学也有一定贡献。此外，张山雷、唐宗海、曹炳章等也在体质方面有很深刻的见解。

综上所述，明清时期中医体质理论得到了充分发展和广泛应用，但是这一时期的中医体质理论依然没有形成学术体系。

◇ 5. 新中国成立后

新中国成立后是中医体质学说形成及大发展的时期。这一时期是在总结前人经验的基础上，逐渐发展形成了养生学、保健学、食疗学、体质学、防治学等学科。中医养生学在此时期也形成了一门独立学科，针对不同体质进行科学养生。如冷方南主编《中华临床药膳食疗学》，对不同体质的人进行辨证配餐，所涉及的有药膳、也有食疗。

系统的中医体质学说的理论构架形成于20世纪70年代末，由匡调元提出"体质病理学"。较为全面而系统地论述了中医体质学说，提出了体质病理学的新概念，并根据临床表现提出了新的体质分型学说，将人类体质分成正常质、迟冷质、燥红质、倦白光质、腻滞质及晦涩质。这6种体质类型中除了正常质是正常体质外其余5种都是病理体质。至1978年王琦、盛增秀则明确提出了"中医体质学说"的概念，并于1982年主编出版了第一部中医体质学之集大成者《中医体质学》，这部著作奠定了中医体质学研究的理论与实践基础，标志着这一学说的正式确立。书中比较系统地讲述了体质的分类、体质的形成及体质与发病、辨证、治疗等内容，初步建立了中医体质学说的理论体系。把人的体质大概分为平和质、气虚质、阳虚质、阴虚质、痰湿质、湿热质、血瘀质、气郁质、特禀质9种，集中体现了体质学研究的新思路、新方法和新进展，从而使中医体质理论完成了由学说到学科门类的转变。

综上所述，中医的体质理论的形成是不断发展的过程。历代先贤在体质学说的诸多方面提出了各自的独特认识并有所发挥，中医体质学正是在这样的基础上逐步形成的。中医体质学科的创立，不但集历代之长，而且结合现代医学研究，有广泛的应用价值。相信中医体质学必将对中医学发展及人类健康事业做出重要贡献。

第二篇

体质

二 体质的分类

（一）按理论划分

根据个体素质的不同，人身体的特征也是复杂的，由于脏腑气、血、阴、阳的功能状态以及感染邪气的不同，可以将人体划分为正常体质和异常体质两类。根据感邪轻重的不同导致邪正盛衰的偏颇又可将异常体质分为虚性体质、实性体质、复合性体质三类。

◇ 1. 正常体质

即无寒热之偏且身体强壮的体质称为正常体质。多表现为：

总体特征：阴阳气血和顺，无明显偏颇，形体胖瘦适中匀称，肌肉健壮，皮肤色泽明润含蓄、精力充沛。

常见表现：面色红润，肤色红黄隐隐，润而有光泽，头发浓密而黑，双目有神，精神内敛，口鼻色明，唇红润，气和胃佳，四肢有力，耐寒热，二便正常，舌淡红苔薄白，脉象和缓有力。

心理特征：性格开朗、随和。

发病倾向：很少患病。

适应外界环境能力：能很好地适应自然环境和社会环境。

◇ 2. 异常体质

（1）虚性体质：主要是指体质状态表现为脏腑气血不足、阴阳偏衰，体质虚弱。可归纳为气、血、阴、阳亏虚四大类：

①气虚：此类型胖瘦之人均有，但以瘦人居多，主要表现为：气弱少力、毛发稀疏无华，肤色偏黄或㿠白，目光呆滞少神，口鼻色淡，面少无华，肢体乏力，不耐寒热，纳呆，大便正常或偏干，小便正常或量多，脉虚缓，舌淡红，有齿痕。

②血虚：此指血虚之体常见的体质特征。主要表现为面色萎黄或苍白，无色泽，口唇色淡，毛发干枯，肌肤干涩，精神萎靡，气虚无力，动则气

短，大便干，脉细弱。

③阴虚：此类型体型多为瘦长，表现为一派阴液亏虚，失于滋润以致阴虚阳亢的现象。面色颧红或偏红，肤苍赤，巩膜红丝较多或暗浊，双目干涩，视物昏花，眵多，鼻微干或有血丝，咽干口燥，唇干红，喜饮冷，手足心热，大便干或秘结，小便短赤，脉细弦或数，舌红少苔或无苔。

④阳虚：此类型体型多为肥胖，表现为一派阳气亏虚，阴寒内盛的现象。面色无华色㿠白，毛发稀疏易脱落，肤白，目胞色晦暗，鼻头青冷，口唇色淡，形寒肢冷，体倦怠，喜热食，大便溏薄，小便清长，舌淡胖，边有齿痕，苔白。

（2）实性体质：主要是指体内阴阳偏盛，湿、热痰、瘀等邪气郁结体内所形成的邪气有余的实性体质特征，可归纳为阴寒、阳热、痰湿、瘀血、气郁五大类。

①阴寒：指素体阴盛之体质。主要表现为形体壮实，肌肉紧缩，面色紫黑，肢冷喜静，喜热恶寒，舌淡苔白，脉紧实。

②阳热：指素体阳盛之体质。主要表现为肢体强健，面色潮红或红黑，色光无敛有油光，双目充血多目眵，口唇紫红或暗红，舌质暗、质坚，苔薄黄或黄腻，脉紧实有力。

③痰湿：体形以肥胖丰满为多，指体内痰饮水湿潴留形成之体质。主要表现为面色黄暗，肤白滑，鼻微黑，口中黏腻不爽，四肢沉重，恣食肥甘厚腻，喜饮茶酒，大便正常或不实，小便色微浑、量少，脉濡或滑，苔厚腻。

④瘀血：此型多见于瘦人。指血瘀不行、经脉不畅或瘀血内阻形成之体质。主要表现为毛发易脱，面颊部见红丝赤缕或面色黧黑，肤色晦暗，或见红斑，或见肌肤甲错，眼眶暗黑，或目色青紫伴见红筋浮起，鼻部暗滞，口干不欲饮，口唇紫暗，脉沉弦、细涩或结代，舌质青紫、或暗、或舌青，可见点状或片状瘀点，舌下静脉曲张。

⑤气郁：以女性多见，指脏腑气机功能失调，郁滞不畅之体质。主要表现为沉默寡言，性格内向，多愁善感，喜嗳气，胸膈满闷，脘腹胀满，脾气急躁易怒，口干苦等。

（3）复杂体质：兼具上述两种以上异常体质类型的称为复杂体质。如气虚血瘀、气虚湿滞、气郁痰湿、气郁阴虚、阳虚阴寒等。

（二）中医分类

从古至今，中医对体质的分类方法进行了多方的研究和探讨，从先天禀赋的强弱，饮食气味的厚薄，方位地势的差异，贫富贵贱苦乐的不同等角度，对不同的人体特征进行了分析，从而从多方面形成了不同的体质分类方法。归纳起来主要有五种，分别为五行分类法、阴阳分类法、体型肥瘦分类法、秉性勇怯分类法以及现代体质分类法。

◇ 1. 阴阳五行分类法（阴阳二十五人）

这种分类方法是根据人的形体、性格、对四季的感知和适应力等将体质划分为木、火、土、金、水五大类型，每一大型再分别与古代乐谱角、徵、宫、商、羽五小型比类，共形成二十五型。这种分类方法主要依据的是人体不同体质对季节的不同适应能力，从而揭示了人体的不同生理特征，有针对性地起到提高防治措施的作用。例如《灵枢·阴阳二十五人》原文曰："火型之人……急心，不寿暴死"，说明体质对寿命的长短与体质有一定的相关性，这对进一步研究生命的延续、衰老的原因有一定的启发作用。

◇ 2. 阴阳太少分类法（太阴、少阴、太阳、少阳、阴阳、和平）

这种分类方法是依据人体的阴阳偏颇，同时结合形体、性格等因素进行划分的。《灵枢·通天》认为，人体阴阳可有盛阴、多阴少阳、多阳少阴、盛阳、阴阳和平之不同，所以将人体划分为太阴之人、少阴之人、太阳之人、少阳之人、阴阳和平之人五类。此种分类方法较简单，容易掌握是其优点。苏联生理学家、心理学家、医师、高级神经活动学说的创始人巴甫洛夫根据高级神经类型的人体分类方法就与此分类方法大有异曲同工之效。如，巴氏的强而不均衡型与太阳之人相似、巴氏的弱型之人与太阴之人相似、巴氏的强而均衡型与少阳之人、阴阳和平之人均有相似之处。

◇ 3. 体型肥瘦分类法（肥人、瘦人、肥瘦适中人）

这种分类方法主要是依据体型特征，并结合气血状态进行体质分类。将人体分为肥人、瘦人、肥瘦适中人三种类型（《灵枢·逆顺肥瘦》），将肥胖之人又细分为膏型、脂型、肉型三类（《灵枢·卫气失常》）。由于老年人形肥体胖者居多，所以这种分类方法是最早的关于老年人体质的分型法，对老年人的生命的延续，疾病的防治起到了很好的帮助作用。

◇ 4. 形志苦乐分类法

这种分类方法是根据形志苦乐的不同而划分了不同的体质，并提出了五种不同的治疗原则。《素问·上古天真论》所述："故能形与神俱，而尽终其天年，度百岁乃去。"若劳逸失调，喜乐失宜，形体和神志遭受苦乐等致病因素的损伤，破坏了二者的协调，就会产生疾病。据此，《素问·血气形志篇》提出了形乐志苦、形乐志乐、形苦志乐、形苦志苦、形数惊恐的"五形志"问题。

◇ 5. 禀性勇怯分类法（勇敢之人、怯懦之人、中庸之人）

这种分类方法是根据人的禀性之不同，再结合其体态、生理特征，将人体分为勇敢之人、怯懦之人、中庸之人三类。《灵枢·论勇》认为勇敢之体多为心胆肝功能旺盛，形体健壮者；怯弱之人多为心肝胆功能衰减，体质屡弱者。人体脏气的强弱之分，形成不同的有勇怯之异禀性，这种分类有利于分析发病机制，诊断疾病。

◇ 6. 现代体质分类法（九分法）

我国第一部指导和规范中医体质研究及应用的文件《中医体质分类与判定》标准于 2009 年 4 月正式发布，该标准将体质分为平和质、气虚质、阳虚质、阴虚质、痰湿质、湿热质、血瘀质、气郁质、特禀质九个类型，此标准的制定为体质辨识及与中医体质相关疾病的防治、养生保健、健康管理提供了临床依据，使体质分类更加科学化和规范化。具体如下：

平和质：是指阴阳气血调和，以体态适中、面色红润、精力充沛等为主要特征的体质状态。

气虚质：是指元气不足，以疲乏、气短、自汗等气虚表现为主要特征的体质状态。

阳虚质：是指阳气不足，以畏寒怕冷、手足不温等虚寒表现为主要特征的体质状态。

阴虚质：是指阴液亏少，以口燥咽干、手足心热等虚热表现为主要特征的体质状态。

痰湿质：是指痰湿凝聚，以体型肥胖、腹部肥满、口黏苔腻等痰湿表现为主要特征的体质状态。

湿热质：是指湿热内蕴，以面垢油光、口苦苔黄腻等湿热表现为主要特征的体质状态。

血瘀质：是指血行不畅，以肤色晦暗、舌质紫暗等血瘀表现为主要特征的体质状态。

气郁质：是指气机郁滞，以神情抑郁、忧虑脆弱等气郁表现为主要特征的体质状态。

特禀质：是指先天失常，以生理缺陷、过敏反应等为主要特征的体质状态。

下面具体从形体特征、常见表现、心理特征、发病倾向、对外界环境适应能力五个方面进行了体质特征表述：

（1）平和质（A型）

总体特征：阴阳气血调和，以体态适中、面色红润、精力充沛等为主要特征。

形体特征：体型匀称健壮。

常见表现：面色、肤色润泽，头发稠密有光泽，目光有神，鼻色明润，嗅觉通利，唇色红润，不易疲劳，精力充沛，耐受寒热，睡眠良好，胃纳佳，二便正常，舌色淡红，苔薄白，脉和缓有力。

心理特征：性格随和开朗。

发病倾向：平素患病较少。

对外界环境适应能力：对自然环境和社会环境适应能力较强。

（2）气虚质（B型）

总体特征：元气不足，以疲乏、气短、自汗等气虚表现为主要特征。

形体特征：肌肉松软不实。

常见表现：平素语音低弱，气短懒言，容易疲乏，精神不振，易出汗，舌淡红，舌边有齿痕，脉弱。

发病倾向：易患感冒、内脏下垂等病，病后康复缓慢。

对外界环境适应能力：不耐受风、寒、暑、湿邪。

（3）阳虚质（C型）

总体特征：阳气不足，以畏寒怕冷、手足不温等虚寒表现为主要特征。

形体特征：肌肉松软不实。

常见表现：平素畏冷，手足不温，喜热饮食，精神不振，舌淡胖嫩，脉沉迟。

发病倾向：易患痰饮、肿胀、泄泻等病，感邪易从寒化。

对外界环境适应能力：耐夏不耐冬，易感风、寒、湿邪。

（4）阴虚质（D型）

总体特征：阴液亏少，以口燥咽干、手足心热等虚热表现为主要特征。

形体特征：体型偏瘦。

常见表现：手足心热，口燥咽干，鼻微干，喜冷饮，大便干燥，舌红少津，脉细数。

发病倾向：易患虚劳、失精、不寐等病，感邪易从热化。

对外界环境适应能力：耐冬不耐夏，不耐受暑、热、燥邪。

（5）痰湿质（E型）

总体特征：痰湿凝聚，以形体肥胖、腹部肥满、口黏苔腻等痰湿表现为主要特征。

形体特征：体型肥胖，腹部肥满松软。

常见表现：面部皮肤油脂较多，多汗且黏，胸闷，痰多，口黏腻或甜，喜食肥甘甜黏，苔腻，脉滑。

发病倾向：易患消渴、中风、胸痹等病。

对外界环境适应能力：对梅雨季节及湿重环境适应能力差。

（6）湿热质（F型）

总体特征：湿热内蕴，以面垢油光、口苦、苔黄腻等湿热表现为主要特征。

形体特征：体型中等或偏瘦。

常见表现：面垢油光，易生痤疮，口苦口干，身重困倦，大便黏滞不畅或燥结，小便短黄，男性易阴囊潮湿，女性易带下增多，舌质偏红，苔黄腻，脉滑数。

发病倾向：易患疮疖、黄疸、热淋等病。

对外界环境适应能力：对夏末秋初湿热气候，湿重或气温偏高环境较难适应。

（7）血瘀质（G型）

总体特征：血行不畅，以肤色晦暗、舌质紫黯等血瘀表现为主要特征。

形体特征：胖瘦均见。

常见表现：肤色晦暗，色素沉着，容易出现瘀斑，口唇黯淡，舌暗或有瘀点，舌下络脉紫黯或增粗，脉涩。

发病倾向：易患症瘕及痛证、血证等。

对外界环境适应能力：不耐受寒邪。

（8）气郁质（H型）

总体特征：气机郁滞，以神情抑郁、忧虑脆弱等气郁表现为主要特征。

形体特征：体型瘦者为多。

常见表现：神情抑郁，情感脆弱，烦闷不乐，舌淡红，苔薄白，脉弦。

心理特征：性格内向不稳定、敏感多虑。

发病倾向：易患脏躁、梅核气、百合病及郁证等。

对外界环境适应能力：对精神刺激适应能力较差；不适应阴雨天气。

（9）特禀质（I型）

总体特征：先天失常，以生理缺陷、过敏反应等为主要特征。

形体特征：过敏体质者一般无特殊；先天禀赋异常者或有畸形、或有生理缺陷。

常见表现：过敏体质者常见哮喘、风团、咽痒、鼻塞、喷嚏等；患遗传性疾病者有垂直遗传、先天性、家族性特征，具有母体影响胎儿个体生长发育及相关疾病特征。

心理特征：随禀质不同情况各异。

发病倾向：过敏体质者易患哮喘、荨麻疹、花粉症及药物过敏等；遗传性疾病如血友病、先天愚型、五迟（立迟、行迟、发迟、齿迟和语迟）、五软（头软、项软、手足软、肌肉软、口软）、解颅、胎惊等。

对外界环境适应能力：适应能力差，如过敏体质者对易致过敏季节适应能力差，易引发宿疾。

专家教您正确用药茶

三 研究体质的意义

从广义上来说，体质是指一个国家的整体国民体质，通常是指由体育、卫生、教育等部门联合倡导的"体质与健康"方面的研究。是一个国家综合国力的重要组成部分，国民体质的改善和增强是一个国家经济发展的目的，同时也是社会发展的动力。其在我国从理论和实践方面均已形成比较完整的框架和体系。在我国，首先1952年毛泽东同志高度概括了体育与体质的关系，提出"发展体育运动，增强人民体质"，从此人们对体质有了初步和形象的认识，接着在1995年我国颁布了《中华人民共和国体育法》，此法在第二章第11条中对体质明文规定："国家推行全民健身计划，实施体育锻炼标准，进行体质监测"。了解我国国民体质现状和变化规律，评价体质状况和体育锻炼效果，科学指导全民健身，增强人民体质、提高人口素质。从狭义上来说，体质是指中医对体质的辨识和理解。中医体质是一个人生理、心理、功能等多方面的综合外在体现。

医学是探讨人类发病的根源、病理机制、预防及治疗方法等内容的专业科学，它的对象是人，因此研究人的体质是医学工作者的重要课题之一，其主要意义是：

◇ 1. 加强对体质的研究，对疾病的预防和养生起着非常重要的作用

通过对体质的研究，了解人体各种类型的差异性，从而有利于研究了解各种体型的生理特点，以助于深化人体对自身的认识，促进人类身体健康和生命延续，促进生命科学的发展。对体质的研究对疾病的预防和养生起着非常重要的作用。中医体质养生注重的是"预防思想"，即"治未病"，包括"未病先防"和"既病防变"。"未病先防"首先是尽可能地改善和纠正体质的偏颇，消除疾病发生的内在机制；再者是根据某种体质其病理性与特定疾病的相关性，确定一种疾病的高危人群以进行重点干预预防和早期诊治。

◇ 2. 加强对体质学说的研究，必将使辨证论治的理论水平不断提高

就临床医学而言，中医强调"因人制宜"，对疾病的认识，是从整体出发的，其核心是"整体观念、辨质论治"。因此，体质学说是辨证论治的重要理论之一，加强对体质学说的研究，必将使辨证论治的理论水平不断提高。不同的体质其用药量的多少也不尽相同，对药物的反应和耐受性不同。如《灵枢·论痛》即有"胃厚、色黑、大骨及肥者，皆胜毒；故其瘦而薄胃

者，皆不胜毒也"的论述。临床可根据患者体质的强弱不同，性情的缓急等决定药物和药量。由于因人制宜、辨证论治，从另一方面米说，也造成了临床上一证一方，甚至一病一方的弊端，但是忽略了患者体质的不同又势必影响临床疗效。

◇ 3. 加强对中医体质养生的研究，对促进医学科学的发展具有重要的意义

它有助于进一步探明"同病异治"、"异病同治"的实质关联。比如：按中医辨证，同是消化性溃疡，一个人体质为"虚寒"当用黄芪建中汤，一个人体质则为湿热当用半夏泻心汤，还有一人体质为阴虚应用一贯煎，等等。同一种病但不同的证，就须采用不同的治法以取效。反之，如红斑性狼疮、高血压病、肝硬化、老年性慢性气管炎等，按西医的诊断方法，其病因、累及系统、病变性质都完全不同，所采取的治疗方法也会截然不同，但按照中医的理论辨证，如同表现为肾阴虚体质，则均可采用滋补肾阴法同治而获效。这些"病"和"证"都反映在具体的病人个体上，目前还没有得到非常圆满的解释方法，若从体质的角度去为研究找出理论依据，从而较好的阐明"病"与"证"在人体上的交叉关系，则将填补中医理论上的一个非常重要的"缺口"，意义重大。

四 药茶在体质调养中的作用

茶具有助消化、提神醒脑、延年益寿、降血脂、减肥、明目、利尿、消肿、安神、镇静、陶冶性情等有益身心健康的功效，根据体质健康的不同，合理搭配一定的食材和药材加工成的饮品称之为药茶。狭义来说，药茶是指在茶叶中添加某种有助于身体健康的食物或药物制作而成的，具有一定疗效的特殊的茶饮品。广义来说药茶还含有无茶叶，由食物和药物合理搭配，经冲泡、煎煮、压榨及蒸馏等方法加工而成的代茶饮品，如鲜汁、露剂、汤饮、乳剂等。

药茶的作用古人早有认识。战国时期的《神农本草》对茶的药性和作用就有论述："茶味苦，饮之使人益思、少卧、轻身、明目。"唐代的《本草拾遗》亦有记载："茶久食令人瘦，去人脂。"特殊的食材和药材与茶液搭配结合不同的体质饮用，会产生不同的改善体质，增强健康的功效。

（一）饮用方法

药茶的饮用方法可分为泡、煎、调三种：

（1）所谓"泡"。主要是指将花类或切成薄片的饮片捣碎成粉末状，或制成粗末的茶方，或装成袋泡茶、块茶。将其适量放置茶杯中，用煮沸的开水冲泡沏入，再用盖子盖好，闷 15～30 分钟，然后饮用，以味淡为度。饮后可再加沸水冲泡，冲泡 3 次为宜。

（2）所谓"煎"。此种方法多用于复方药茶的饮用，因其药味多，茶杯容量有限，而且部分药物如厚味药、滋补药必须经过煎煮其药性味才可泡出，所以，多将其研制成粗末，用砂锅煎成药汁，去渣取汁，并加水反复煎 2～3 次，将药汁合并，装入保温瓶中当作茶饮品频频饮用。如清咽茶、大麦茶等。

（3）所谓"调"。此种方法多用于药粉装的茶品，将药粉加入少量的白开水调成糊状服用等。

（二）饮茶时间

根据药茶性质和疾病状况的不同，药茶的饮用时间也有所不同。比如：

（1）发汗解表类药茶，宜温饮、顿服，不拘固定时间，至疾病治愈为止，以微微出汗为度，切忌大汗淋漓，以免虚脱。

（2）补益类药茶，宜在餐前饮用，有利于胃肠道对药性的充分吸收，但同时要注意对胃肠道有刺激性的药茶，尽量在餐后饮用避免对胃肠道的刺激。

（3）泻下药茶，宜早晨空腹饮用，能使药性被胃肠道充分吸收，并有利于观察饮用后大便的次数、色质等，若泻下频次过多，可食冷粥以缓解。

（4）安神类药茶，宜于晚上临睡前饮用。

另外与时令疫情相关联的防疫药茶，宜掌握流行季节适时选用；与老年

第二篇
体质

人保健相关的药茶、治疗慢性疾病的药茶，饮用一定要做到规律，坚持经常化和持久化。

（三）药茶禁忌

临床饮用药茶，一定要确保安全和有效，首先除了需要注意中药的"十八反"、"十九畏"和妊娠禁忌外，同时还要注意服药的"忌口"，比如：①服用解表药，应忌食生冷、酸食；②服用止咳平喘药，应忌食海鲜鱼虾类食品；③服用清热解毒药，应忌食辛辣、油腻、腥臭之物；④服用理气消胀药，应忌食豆类、白薯之物等。

另外，饮用药茶也与人的年龄有关，比如：①对于儿童来说饮茶宜味道清淡；②对于青春期青少年来说发育旺盛，宜饮用绿茶；③对于经期女性与更年期妇女，多易情绪烦躁不安，可饮用具有疏肝解郁，理气调经的花茶，如玫瑰花等。

应用药茶禁忌也与体质、疾病密切相关，比如：①外感风寒的病者宜饮用红茶，患痢疾者宜饮用绿茶；②患动脉硬化、冠心病、脑栓塞病人，宜饮用铁观音；③患糖尿病者宜饮用70年以上老茶树叶的老宋茶；④肥胖者消脂减肥适宜饮用绿茶，患高血压者以及预防癌症，宜服用冷饮、绿茶；⑤有便秘习惯的老人适宜喝红茶；⑥体力劳动者以饮用红茶为宜，脑力劳动者以饮用绿茶为宜。

"十大茶忌"也是需要注意的问题：一忌烫茶伤人；二忌冷茶滞寒聚痰；三忌胃寒者饮过量浓茶；四忌哺乳妇女饮浓茶；五忌冠心病者饮过量浓茶；六忌服用阿司匹林后喝茶；七忌茶水服药；八忌空腹饮茶冲淡胃液，妨碍消化；九忌饮过夜茶，伤脾胃，使人消瘦无力；十忌饮用发霉的茶。

第三篇

药茶养生调体质

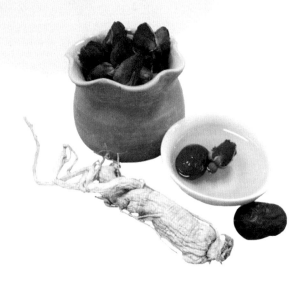

气虚体质

红参茶

- ◇ **药茶制作**：红参片 3 克。沸水冲饮泡服。
- ◇ **药茶功效**：补气。
- ◇ **药茶释义**：方中红参性温，既大补元气，又补五脏之气。常服能改善气虚体质，又能提神。
- ◇ **来源**：传统药茶方。

黄芪茶

- ◇ **药茶制作**：黄芪 6 克，红枣 3 枚。沸水冲饮泡服。
- ◇ **药茶功效**：补气升阳。
- ◇ **药茶释义**：方中黄芪既补脾肺之气，又能升举阳气，有"补气之长"的称号；红枣既能养血，亦可调味。两者配伍可增加补气作用。
- ◇ **相关禁忌**：红枣去核使用。
- ◇ **来源**：《中华养生药茶》

绞股蓝茶

- ◇ **药茶制作**：绞股蓝 6 克。沸水泡服，频饮。
- ◇ **药茶功效**：补气。
- ◇ **药茶释义**：方中绞股蓝味甘性寒，能补脾肺之气。
- ◇ **来源**：传统药茶方。

参术茶

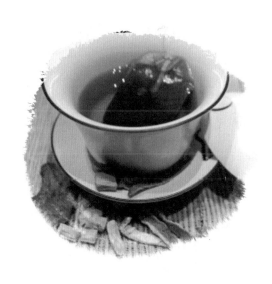

◇ **药茶制作：**党参、白术、陈皮各 3 克。沸水冲饮泡服，频饮。

◇ **药茶功效：**补脾益气。

◇ **药茶释义：**方中党参和白术均可补脾益气，陈皮理气健脾。本方适用于气虚体质者日常饮用。

◇ **来源：**传统药茶方。

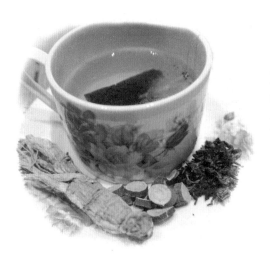

人参乌龙茶

◇ **药茶制作：**人参、甘草、乌龙茶各 6 克。先用凉白开快速漂洗一次，再冲入 300 毫升沸水，加盖闷泡半分钟左右即可饮用。

◇ **药茶功效：**补气生津。

◇ **药茶释义：**方中人参补益元气，甘草益气生津，乌龙茶清香飘逸，适合气短乏力，精神不振的气虚体质人饮用。

◇ **来源：**传统药茶方。

补中气茶

◇ **药茶制作：** 人参、枸杞子、葡萄干各2克，莲子肉、山药各9克，肉苁蓉、火麻仁各12克，橘红3克，大枣、胡桃肉各2枚。沸水冲泡饮用。

◇ **药茶功效：** 益中气，滋肝肾。

◇ **主治：** 老年中气不足，肝肾阴虚，纳食较少，形瘦，精神疲惫，睡眠较差，有时脱肛。

◇ **来源：**《蒲辅周医疗经验》

参红茶

◇ **药茶制作：** 人参粉（或片）3克，红花10克。沸水冲泡饮用。

◇ **药茶功效：** 补气培本，生津活血。

◇ **来源：**《中医验方》

专家教您正确用药茶

二 阴虚体质

熟地黄茶

◇ **药茶制作：** 熟地黄、山药各8克，枸杞子5克。煎水代茶饮。

◇ **药茶功效：** 滋阴补肾。

◇ **药茶释义：** 方中熟地黄善补肾阴，山药既补肾阴，又补脾气，枸杞子善补肝肾。三药共奏滋阴补肾之效，常饮能改善阴虚体质。

◇ **来源：** 传统药茶方。

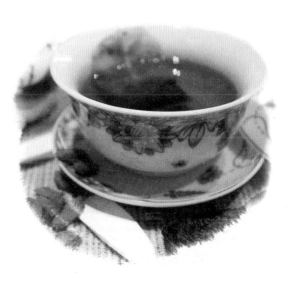

石斛玉竹茶

◇ **药茶制作：** 玉竹、百合各10克，石斛5克。煎水代茶饮。

◇ **药茶功效：** 滋阴清热。

◇ **药茶释义：** 方中玉竹养肺、胃之阴；石斛滋胃、肾之阴，兼能清热；百合养心、胃之阴。三药共奏滋阴清热之效。

◇ **来源：** 传统药茶方。

麦冬茶

◇ **药茶制作：** 麦冬、北沙参、知母各 5 克。煎水代茶，频饮。

◇ **药茶功效：** 滋阴降火。

◇ **药茶释义：** 方中麦冬滋养心、肺、胃之阴；北沙参养肺、胃之阴；知母滋养肺、胃、肾之阴，兼清热降火。三药共奏滋阴降火之效。

◇ **来源：** 传统药茶方。

滋阴养荣茶

◇ **药茶制作：** 金盏花、康仙花各 2 克，西洋参 1 克、甜叶菊 2 片等。

◇ **药茶功效：** 滋阴润燥、补气生津。

◇ **应用：** 适用于阴虚体质的群体。

◇ **来源：** 传统药茶方。

益气养阴茶

◇ **药茶制作：** 党参、黄芪、麦冬、五味子各 20 克。开水冲泡。

◇ **药茶功效：** 滋补肾阴。

◇ **来源：** 传统药茶方。

枸杞生地茶

◇ **药茶制作：** 枸杞 5 克，生地 3 克，绿茶 3 克，冰糖 10 克。250 毫升开水冲泡后饮用，冲至味淡。

◇ **药茶功效：** 滋肝补肾，养阴清热。

◇ **用途：** 肝肾阴不足所致腰酸痛、口渴烦热、盗汗、潮热。

◇ **来源：** 传统药茶方。

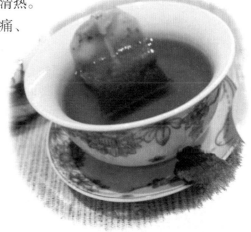

女贞桑葚茶

◇ **药茶制作：** 女贞子 12 克，桑葚子 15 克，炙首乌 12 克，旱莲草 10 克。捣碎，沸水适量冲泡，盖盖闷约 20 分钟。频频饮用，于 1 日内饮尽。

◇ **药茶功效：** 养阴，滋补肝肾。

◇ **来源：**《补药和补品》

三 阳虚体质

淫羊藿茶

◇ **药茶制作:** 淫羊藿、巴戟天、菟丝子各 6 克。煎水代茶饮。

◇ **药茶功效:** 温养肾阳。

◇ **药茶释义:** 方中淫羊藿补肾助阳;巴戟天补肾阳,益肾经;菟丝子补肾固精,温脾止泻。三药共奏补肾阳之效。

◇ **来源:** 传统药茶方。

虫草肉桂茶

◇ **药茶制作:** 冬虫夏草、肉桂各 3 克。沸水冲泡饮用。

◇ **药茶功效:** 温肾散寒。

◇ **药茶释义:** 方中冬虫夏草补益肺肾、温阳补虚;肉桂既善温肾阳,又有较好的散寒作用。本方适宜长期服用。

◇ **来源:** 传统药茶方。

肉苁蓉茶

◇ **药茶制作:** 肉苁蓉、红茶各 5 克。沸水泡茶饮。

◇ **药茶功效:** 补肾益精。

◇ **药茶释义:** 方中肉苁蓉补肾阳,益精血;红茶性温,有祛寒温阳之效。合用共奏补肾益精之效。适宜阳虚质长期饮用。

◇ **来源:** 传统药茶方。

菟丝杜仲茶

◇ **药茶制作：**菟丝子、杜仲各 10 克。沸水泡茶饮。

◇ **药茶功效：**补益肾阳。

◇ **药茶释义：**方中菟丝子、杜仲均为补益肾阳的药物，合用效果更佳，尤其适宜肾阳虚者饮用。

◇ **来源：**传统药茶方。

桂花乌龙茶

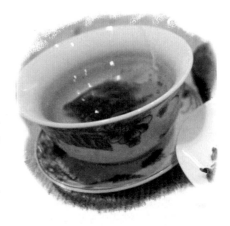

◇ **药茶制作：**桂花、乌龙茶各 6 克。将桂花、乌龙茶置于茶壶 / 杯中，先用凉开水快速漂洗一次，再冲入 300 毫升沸水，加盖闷泡半分钟左右即可饮用。每日多次，饮至茶味变淡为止。

◇ **药茶功效：**温阳散寒。

◇ **药茶释义：**桂花味辛、性温，具理气、暖胃、散寒之功；乌龙茶味甘苦、性偏温，有提神醒脑、去腻消食之效。以新鲜桂花和乌龙茶制成的桂花乌龙茶，味辛甘苦、性温，具有理气暖胃、温阳散寒的功效。茶汤色泽黄明亮，滋味醇厚回甘，茶香细腻悠长。尤其适合畏寒怕冷、手足不温的阳虚体质人士饮用。

◇ **来源：**传统药茶方。

益智仁茶

◇ **药茶制作：** 益智仁 15 克，绿茶 3 克。先将益智仁捣碎与茶一同放入茶杯中，沸水冲泡代茶饮。

◇ **药茶功效：** 温肾止遗。用于下焦肾元不足所致的遗精早泄、阳痿不举、性欲低下、心烦失眠等。

◇ **来源：** 传统药茶方。

菟丝子茶

◇ **药茶制作：** 菟丝子 12 克，绿茶 3 克。先将菟丝子捣碎，加冰糖适量，入杯中用沸水冲泡，10 分钟后，即可饮服。

◇ **药茶功效：** 补阴益阳、固精缩尿、起痿止遗。可治疗男子不育、房事低下和肝肾阳虚的消渴症，久服此茶还有明目、轻身、延年之功效。

◇ **来源：**《中华养生药茶》

胡桃蜜茶

◇ **药茶制作：** 胡桃仁 10 克，绿茶 15 克。共捣成细末，加蜂蜜适量入茶杯中用沸水冲泡后即可饮服。

◇ **药茶功效：** 温肾纳气、充旺元阳、止遗、兴阳事。多用于男子房事低下、滑精早泄，以及长期阳痿者有良好效果。

◇ **来源：** 传统药茶方。

虾米茶

◇ **药茶制作：**虾米 10 克，绿茶 3 克。将两者同放入杯中，沸水冲泡 15 分钟后即可饮服。

◇ **药茶功效：**温肾壮阳。可治疗阳痿滑精，肾虚腰痛等。

◇ **来源：**《中医良药良方》

四 痰湿体质

陈皮茶

◇ **药物制作：**陈皮、白豆蔻、佛手各 8 克。煎水代茶，频饮。

◇ **药茶功效：**燥湿化痰。

◇ **药茶释义：**方中陈皮燥湿化痰，理气健脾；白豆蔻燥湿，行气，温胃，止呕；佛手燥湿化痰，行气和胃。三药共奏化痰除湿，健脾理气之效。

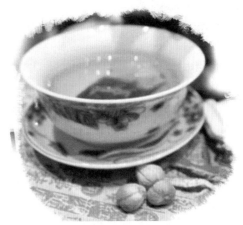

◇ **来源：**传统药茶方。

茯苓茶

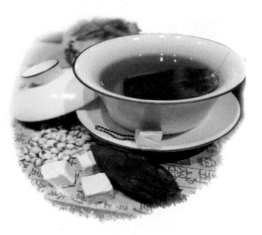

◇ **药茶制作：** 茯苓 10 克，薏苡仁 12 克，厚朴花 6 克。煎水代茶饮。

◇ **药茶功效：** 利湿，健脾。

◇ **药茶释义：** 方中薏苡仁、茯苓健脾利湿，厚朴花燥湿、行气。三药共奏除痰湿理脾气之效。

◇ **来源：** 传统药茶方。

普洱苦丁茶

◇ **药茶制作：** 苦丁茶 5 克，玉米须 8 克，普洱茶 10 克。沸水冲泡。

◇ **药茶功效：** 清热祛湿，消食。

◇ **药茶释义：** 方中苦丁茶有清热解毒、除烦止渴之效，玉米须有利尿祛湿之效，普洱茶消食护胃。本方有较强的清热利湿。消食养胃功效，适用于痰湿型高脂血症、肥胖症患者饮用。

◇ **来源：** 传统药茶方。

荷叶升麻苍术茶

◇ **药茶制作：** 荷叶 10 克，升麻、苍术各 5 克。煎水代茶饮。

◇ **药茶功效：** 祛湿化痰。

◇ **药茶释义：** 方中荷叶利湿升阳，升麻升举阳气以助化湿，苍术燥湿化痰。三药共奏祛湿化痰之效。

◇ **来源：** 传统药茶方。

祛湿化痰茶

◇ **药茶制作：** 金盏花2克，桂花0.5克，柠檬2克，陈皮3克，茯苓5克等。

◇ **药茶功效：** 利湿化痰、健脾化浊。适用于痰湿体质的群体。

◇ **来源：** 传统药茶方。

陈皮荷叶茶

◇ **药茶制作：** 荷叶12克，陈皮3克。煎水代茶饮。

◇ **药茶功效：** 理气健脾，燥湿化痰。

◇ **来源：** 传统药茶方。

五 湿热体质

茵陈茶

◇ **药茶制作：** 茵陈3克，蒲公英、田基黄各5克。沸水冲泡饮用。

◇ **药茶功效：** 清热利湿。

◇ **药茶释义：** 方中茵陈清热利湿，蒲公英清热解毒，田基黄利水渗湿，清热解毒。三药共奏清热利湿之效。

◇ **来源：** 传统药茶方。

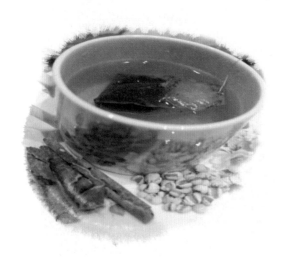

薏苡仁茶

◇ **药茶制作：** 薏苡仁 10 克，冬瓜皮、玉米须各 8 克。煎水代茶饮。

◇ **药茶功效：** 清热利湿。

◇ **药茶释义：** 方中薏苡仁清热利湿，冬瓜皮、玉米须清热利尿。三药合用能增加尿量，有祛湿清热之效。

土茯苓茶

◇ **药茶制作：** 土茯苓、芦根、白扁豆各 10 克。煎水代茶饮。

◇ **药茶功效：** 清热利湿。

◇ **药茶释义：** 方中土茯苓清热利湿，芦根清热生津，兼以利尿，白扁豆清热祛湿。三药合用，能利小便而祛湿热。

陈皮三焦茶

◇ **药茶制作：** 焦麦芽、焦山楂、焦神曲、陈皮各 10 克。直接泡水喝。

◇ **药茶功效：** 消食和胃、增食欲、除饱嗝。针对湿热导致的没胃口，不想吃东西，腹胀。

枸杞龙茶

◇ **药茶制作：** 枸杞 5 克、龙胆草 2 克、绿茶 3 克、冰糖 10 克。用 250 毫升开水冲泡后饮用，冲饮至味淡。

◇ **药茶功效：** 补肝养血，清热除湿。急性传染性肝炎；转氨酶升高。

◇ **来源：** 传统药茶方。

苓花饮

◇ **药茶制作：** 茯苓 30 克，金银花 20 克。沸水冲泡 20 分钟代茶饮。

◇ **药茶功效：** 有清热祛湿的功效。

◇ **来源：** 传统药茶方。

六　气郁体质

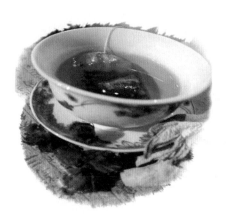

玫瑰花茶

◇ **药茶制作：** 玫瑰花 5 克，佛手、合欢花各 3 克。沸水冲泡饮用。

◇ **药茶功效：** 疏肝理气。

◇ **药茶释义：** 方中玫瑰花疏肝解郁，佛手疏肝理气，合欢花疏肝解郁，兼以安神。三药共奏疏肝解郁安定心神之效。

香附茶

◇ **药茶制作：** 香附、酸枣仁各 9 克，川芎 5 克。煎水代茶饮。

◇ **药茶功效：** 疏肝，解郁，安神。

◇ **药茶释义：** 方中香附疏肝理气，酸枣仁养肝、安神，川芎行气解郁。三药共奏疏肝解郁安神除烦之效。

◇ **来源：** 传统药茶方。

茉莉玫瑰茶

◇ **药茶制作：** 茉莉花、菊花、玫瑰花各 5 克。煎水代茶饮。

◇ **药茶功效：** 疏肝解郁，行气醒神。

◇ **药茶释义：** 方中菊花平抑肝阳，玫瑰行气解郁，茉莉有醒神之效。三药合用有疏肝解郁醒神之效。

◇ **来源：** 传统药茶方。

香橼茶

◇ **药茶制作：** 香橼 5 克。煎水代茶。

◇ **药茶功效：** 疏肝解郁，理气化痰。

◇ **药茶释义：** 方中香橼以疏肝和胃理气为主，兼能顺气化痰，且气味清新，适合气郁体质者饮用。

◇ **来源：** 传统药茶方。

通调解郁茶

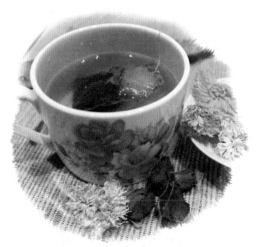

◇ **药茶制作：** 玫瑰花 3 克，金盏花、杭菊花各 2 克，薄荷叶 1 克等。

◇ **药茶功效：** 行气解郁、醒脾疏肝。适用于气郁体质的群体。

◇ **来源：**《中国茶疗学》

二花参麦茶

◇ **药茶制作：** 厚朴花、佛手花、红茶各 3 克，党参、炒麦芽各 6 克。煎水代茶饮。

◇ **药茶功效：** 疏肝解郁。

◇ **来源：**《中国茶疗学》

茉莉佛手茶

◇ **药茶制作：** 茉莉花 3 克，佛手花 2 克。沸水冲泡代茶饮。

◇ **药茶功效：** 行气解郁，醒脾疏肝。

◇ **来源：**《养生防病特效茶》

第三篇 药茶养生调体质

七 血瘀体质

丹参茶

◇ **药茶制作：**丹参、鸡血藤各9克，三七3克。煎水代茶饮。

◇ **药茶功效：**活血祛瘀。

◇ **药茶释义：**方中丹参活血祛瘀，鸡血藤活血养血，三七活血止痛。三药共奏活血养血祛瘀之效。

◇ **来源：**传统药茶方。

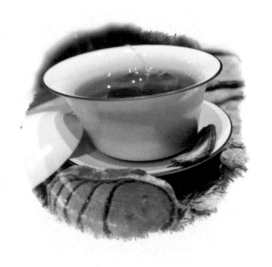

三花茶

◇ **药茶制作：**红花、玫瑰花、月季花各3克，沸水冲泡饮用。

◇ **药茶功效：**行气活血。

◇ **药茶释义：**方中红花活血化瘀，玫瑰花、月季花既加强红花活血祛瘀的作用，又有行气的作用。

◇ **来源：**传统药茶方。

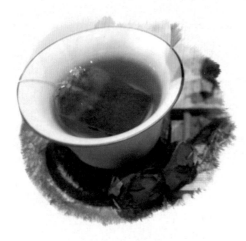

当归茶

◇ **药茶制作：**当归、延胡索各 6 克，生地黄 10 克。煎水代茶饮。
◇ **药茶功效：**行气活血。
◇ **药茶释义：**方中当归既活血止痛，又能养血。延胡索活血止痛，生地黄清热凉血，三药共奏活血祛瘀止痛之效。
◇ **来源：**传统药茶方。

枸杞红枣饮

◇ **药茶制作：**枸杞、何首乌、黄芪各 20 克，去核红枣 3~4 颗。
◇ **药茶功效：**枸杞补血、何首乌补肝肾、黄芪补气、红枣补脾胃使肌肤红润有光泽。营养不均衡、减肥导致脾肾虚弱，面无血色、月经延后、白带多。便秘、口臭者或血虚导致血瘀者不适合。
◇ **来源：**传统药茶方。

柴胡玉竹饮

◇ **药茶制作：**柴胡、玉竹、白茯苓各 10 克。
◇ **药茶功效：**柴胡舒肝理气、安定神经，玉竹美白润肤，白茯苓健脾胃、润肤美白。压力大、闷闷不乐或更年期荷尔蒙失调，易导致肝气郁结，常伴随胸闷、易发脾气等。
◇ **来源：**传统药茶方。

薏仁丹参饮

◇ **药茶制作：** 薏仁、白术各 15 克，益母草、丹参各 10 克。

◇ **药茶功效：** 薏仁美白、消水肿，白术健脾胃，益母草舒肝理气、丹参活血化淤。代谢不佳者，常有痛经、脸色黯沉、月经颜色偏深有血块等。孕妇不宜饮用。

◇ **来源：** 传统药茶方。

三七花茶

◇ **药茶制作：** 三七花 3 克，桃花 2 克，红花 3 克。沸水冲泡饮用。

◇ **药茶功效：** 疏肝解郁，活血利气行水。

◇ **来源：**《养生防病特效茶》

红花茶

◇ **药茶制作：** 红花 3 克，花茶 3 克。沸水冲泡饮用。

◇ **药茶功效：** 活血祛瘀止痛。

◇ **来源：** 传统药茶方。

八 特禀质

固本增免茶

◇ **药茶制作：** 桂花1克，绞股蓝、康仙花各2克，黄芪、枸杞各5克等。
◇ **药茶功效：** 益卫固本、增强机体免疫力。适用于特禀体质的群体。
◇ **来源：** 传统药茶方。

人参大枣茶

◇ **药茶制作：** 人参3克，大枣10枚。煎水代茶，频饮。
◇ **药茶功效：** 补虚生血，预防过敏。
◇ **来源：** 传统药茶方。

桂圆大枣茶

◇ **药茶制作：** 桂圆9克，大枣3个，桂枝1.5克。沸水冲泡饮用。
◇ **药茶功效：** 温阳补血，安神。
◇ **来源：** 传统药茶方。

辛夷花紫苏茶

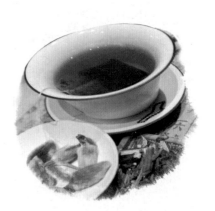

◇ **药茶制作：** 辛夷、紫苏各 4 克。沸水冲泡饮用。

◇ **药茶功效：** 缓和过敏性皮炎、花粉症等。

◇ **来源：** 传统药茶方。

生姜核桃饮

◇ **药茶制作：** 生姜 3 克，核桃仁 10 克。煎水代茶饮。

◇ **药茶功效：** 适应于过敏性鼻炎。

◇ **来源：** 传统药茶方。

红枣饮

◇ **茶药制作：** 大枣 10 个，蜂蜜适量。沸水冲泡饮用。

◇ **茶药功效：** 适应于过敏性风疹。

◇ **来源：** 传统药茶方。

九 平和体质

春季药茶

荆芥茶

◇ **药茶制作：**荆芥穗、菊花各 5 克，香薷 3 克。沸水冲泡即可。

◇ **药茶功效：**疏风清热，清利头目。

◇ **来源：**《中华养生药茶》

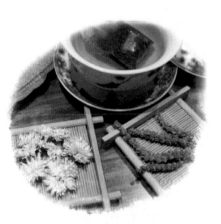

姜苏茶

◇ **药茶制作：**紫苏、生姜各 10 克，红糖 5 克，煎水代茶饮。

◇ **药茶功效：**舒风散寒，理气和中。

◇ **来源：**《食物中药与便方》

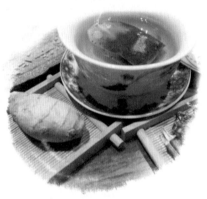

甘草茶

◇ **药茶制作：**生甘草 10 克，绿茶 15 克，食盐 2 克。沸水冲泡饮用。

◇ **药茶功效：**清热泻火。

◇ **来源：**《中华养生药茶》

大青叶甘草茶

◇ **药茶制作：**大青叶 5 克，生甘草 3 克，沸水冲泡饮用。

◇ **药茶功效：**清热解毒。

◇ **来源：**《中医良药良方》

第三篇 药茶养生调体质

61

紫草茶

◇ **药茶制作：** 紫草、生甘草各 6 克。沸水冲泡饮用，每周 2～3 次。

◇ **药茶功效：** 凉血解毒。

◇ **来源：**《中华养生药茶》

夏季药茶

生脉茶

◇ **药茶制作：** 五味子 5 克，人参 3 克，麦冬 3 克，花茶 3 克，冰糖 10 克。用 300 毫升开水冲泡后饮用，冲饮至味淡。

◇ **药茶功效：** 益气养阴，生津止渴。

◇ **来源：**《千金方》

参梅甘草茶

◇ **药茶制作：** 太子参、乌梅各 15 克，甘草 6 克，白糖适量。将上药加适量水、白糖放火上煎水，代茶饮。

◇ **药茶功效：** 益气，生津止渴。适用于夏季伤暑口渴，多汗，乏力等。注意有实邪者禁服。

◇ **来源：**《经验方》

竹甘清心茶

◇ **药茶制作：** 淡竹叶 15 克，甘草 10 克，薄荷 3 克，白糖适量。将淡竹叶、甘草同放入烧锅中，加水 800 毫升，煎煮 10 分钟后，加入薄荷，煮沸片刻，过滤取汁，待凉后加入白糖饮用。

◇ **药茶功效：** 清心除烦，清暑祛湿。适用于夏感暑热，口渴心烦，小便黄赤等。

◇ **来源：**《经验方》

藿香佩兰茶

◇ **药茶制作**：藿香、佩兰各9克，茶叶6克。将藿香、佩兰洗净，与茶叶一起放入杯中，开水冲沏，代茶饮用。

◇ **药茶功效**：解暑除湿。用于轻度中暑。

◇ **来源**：《经验方》

清宫减体茶

◇ **药茶制作**：泽泻3克，石菖蒲3克，山楂3克，绿茶3克。用350毫升开水冲泡后饮用，冲饮至味淡。

◇ **药茶功效**：利水、减肥、降脂。适用于肥胖、高脂血症。

秋季药茶

三才茶

◇ **药茶制作**：天门冬5克，生地3克，人参3克，花茶3克。用前三味的煎煮液350毫升泡茶饮用，可加冰糖。

◇ **药茶功效**：养阴益气，润肺止咳。适用于肺气虚咳嗽。

◇ **来源**：《儒门事亲》

梨皮茶

◇ **药茶制作**：梨皮30克。切丝，加适量糖，沸水冲泡代茶饮。

◇ **药茶功效**：生津降火，清心润肺。适用于咳嗽，喑哑，咽痛。

◇ **来源**：《经验方》

无花果大海茶

◇ **药茶制作**：无花果20克，胖大海3枚，冰糖适量。开水冲泡，代茶饮。

◇ **药茶功效**：润肺利咽，润肠通便。适用于咽干口干，便干痔疮。尤其适用于秋季干燥者。

◇ **来源**：《经验方》

玉竹茶

◇ **药茶制作：** 玉竹 10 克，绿茶 3 克。用 300 毫升开水冲泡后饮用。可加冰糖。

◇ **药茶功效：** 养阴润燥，除烦止渴。适用于秋季干燥者。

◇ **来源：**《经验方》

桑葚麦冬茶

◇ **药茶制作：** 桑葚、麦冬、山药各 10 克。煎水代茶饮。

◇ **药茶功效：** 补益肝肾、健脾滋阴。方中桑葚补益肝肾；麦冬滋阴生津；山药健脾益气。三药配合平补脾、肾、肝，长饮能延年益寿。

◇ **来源：**《中华养生药茶》

冬季药茶

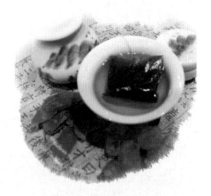

红参龙眼茶

◇ **药茶制作：** 红参 3 克，龙眼肉 10 克，沸水冲泡饮用。

◇ **药茶功效：** 补气养血助阳。

◇ **来源：**《中医良药良方》

肉桂丁香茶

◇ **药茶制作：** 肉桂 3 克，丁香 10 克，沸水冲泡饮用。

◇ **药茶功效：** 温肾散寒。

◇ **来源：**《中华养生药茶》

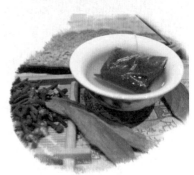

枸杞子茶

◇ **药茶制作：**枸杞子、山茱萸各10克，红枣3枚，煎水代茶饮用。

◇ **药茶功效：**补肾益精。

◇ **来源：**《中医良药良方》

生姜苏叶养生茶

◇ **药茶制作：**3克生姜丝，3克苏叶。沸水冲泡饮用。

◇ **药茶功效：**疏风驱寒、和胃理气。

◇ **来源：**《中华养生药茶》

杜仲茶

◇ **药茶制作：**杜仲、肉苁蓉、巴戟天各8克，煎水代茶饮用。

◇ **药茶功效：**温养肾阳。

◇ **来源：**《中华养生药茶》

第四篇

茶疗祛疾保健康

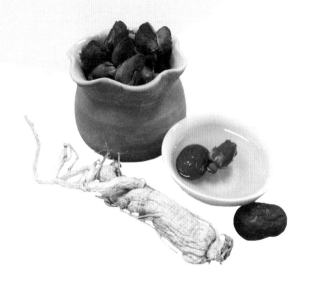

一 高血压

◇ 1. 概述

什么是高血压？指的是血压值高出了正常范围，也即收缩压≥140毫米汞柱，舒张压≥90毫米汞柱。根据血压值应包括以下三种情况：收缩压高出血压正常范围，舒张压正常；舒张压高出血压正常范围，收缩压正常；收缩压和舒张压均高出正常范围。通常所说的高压值和低压值，也即收缩压值和舒张压值。

高血压临床常见的症状有：头晕、头痛、烦躁、心悸失眠及记忆力减退，肢体麻木、出血等。

高血压可按照病因和人群进行分类。

（1）按照病因分为原发性和继发性高血压两大类

1）原发性高血压：在绝大多数患者中，高血压的病因不明，临床上以体循环动脉压升高为主要临床表现的一种疾病，称之为原发性高血压，占总高血压者的95%以上。目前研究认为可能的发病因素有遗传、肥胖、高盐饮食、饮酒、精神紧张等。

2）继发性高血压：由于患有某些较明确的疾病伴有血压升高，这种继发于其他疾病的高血压称为继发性高血压。常伴随肾脏及肾上腺疾病及内分泌性失调发病。

（2）按照人群可分为老年人高血压、儿童高血压、妇女高血压、特殊类高血压等。

1）老年人高血压：在我国指的是60岁或以上血压升高的人群。

随着人均寿命的延长，老年人日益增多，老年高血压者也相继增多。1999年世界卫生组织和国际高血压学会（WHO/ISH）认为降低老年人升高的血压可减少冠心病、脑卒中、心力衰竭和肾功能不全发病和死亡。

2）儿童高血压：经流行病学研究发现，部分成人高血压始于儿童。

3）妇女高血压：多见于妊娠时期高血压。

高血压是常见的慢性病，也是心脑血管病主要危险因素之一。正常人血压随内外环境变化在一定范围内波动。人体血压＝收缩压/舒张压。血压水平随年龄逐渐升高，多以收缩压为主，50岁后舒张压呈现下降趋势，而脉压也随之加大。正常的血压范围因年龄不同而有差别，青少年血压超过140/90毫米汞柱，而中老年超过160/90毫米汞柱即可诊断为高血压。高血压者如果没有特别不适或紧急情况，一般不提倡服用降压药。天然茶饮有降压活血、清肝明目、舒缓精神等作用。

◇ 2. 辨证分型药茶

（1）高血压伴眩晕头痛、颜面潮红、精神易兴奋者

芹菜汁茶

◇ **组成：** 鲜芹菜250克。

◇ **制作方法：** 用鲜芹菜，洗净，放入沸水中烫2分钟，取出后切碎绞汁，每次50毫升，取200毫升开水稀释以茶饮，一日二次。

◇ **功效：** 缓降血压，清热平肝、祛风利湿。

◇ **服用宜忌：** 脾胃虚弱，大便溏薄、小便清长者慎服；孕妇禁服。

◇ **按语：** 芹菜甘、凉，归肝、胃、肺经，能促进食欲，有明显的降压作用。清热平肝、祛风利湿可用于肝火上炎出现的头晕、目眩、面红目赤；及风湿浸渍出现的中风瘫痪、小便不利、痈肿等。李时珍著《本草纲目》有旱芹和水芹之分，本文中降压用的为旱芹。

（2）高血压伴目赤肿痛、头痛

夏枯草茶

◇ **组成：** 夏枯草30克。

◇ **制作方法：** 将夏枯草洗净，放入砂锅中加水煎煮，煮沸后去渣取汁，代茶饮用。

◇ **功效：** 清肝明目，降压消肿。

◇ **服用宜忌：** 脾胃虚弱大便溏薄、风湿者慎服；孕妇禁服。

◇ **按语：** 夏枯草性寒，微苦、辛，入肝、胆经，为清肝火、散郁结的要药，具有清泄肝火、散结消肿、清热解毒、祛痰止咳等功效，适用于淋巴结

核、甲状腺肿、头目眩晕、筋骨疼痛等。《滇南本草》认为夏枯草具有祛肝风、通经络、行肝气，开肝郁，可用于治疗筋骨疼痛、目珠痛，周身结核。《现代实用中药》中药理研究表明，夏枯草有降低血压的作用，并能扩张血管，能降低血管通透性，减少脆性，降低血脂。经常煮沸夏枯草代茶饮用，对高血压的患者有一定的效果。

（3）高血压伴胸闷纳差，情志不舒，大便秘结

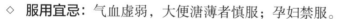

山楂姜黄降压茶

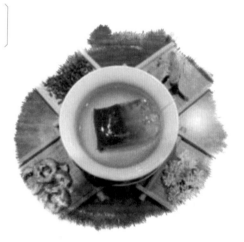

◇ **组成：** 生山楂片 15 克，决明子 15 克，姜黄片 12 克，白菊花 3 克。

◇ **制作方法：** 将生山楂片、决明子、姜黄片，白菊花一起放入茶壶中，加入适量沸水冲泡，闷泡 30 分钟后，代茶饮用。

◇ **功效：** 降压开胃、宽胸理气、清肝明目。

◇ **服用宜忌：** 气血虚弱，大便溏薄者慎服；孕妇禁服。

◇ **按语：** 山楂，酸、甘、微温，归脾、胃、肝经，消食健胃、行气散瘀。《本草纲目》记载：山楂化饮食，消肉滞等；近代药物理研究发现山楂的某些成分可渗透到血液血脂而活血化瘀。决明子味甘、咸、苦，性微寒。归肝、大肠经。具清热明目、润肠通便之功。姜黄辛、苦、温，入肝、脾经，行气破瘀、通经。白菊花性辛、甘、苦，微寒。归肺、肝经。功效疏散风热，平肝明目。四药合用，具有降压效果。

（4）高血压伴腰肌酸疼、足膝萎弱

杜仲降压茶

◇ **组成：** 杜仲 5 克，绿茶 3 克。

◇ **制作方法：** 将杜仲研制成粉末，然后与绿茶一起放入茶壶中，加入适量

沸水冲泡，闷泡 30 分钟后，代茶饮用。

◇ **功效：** 补肝肾，强筋骨，降血压。

◇ **服用宜忌：** 发烧者、肝脏病人、尿结石患者、阴虚火旺者慎服；孕妇禁服。

◇ **按语：** 杜仲，味甘，性温，能补肝肾，强筋骨，安胎。用于肝肾不足、腰膝酸痛、下肢痿软、阳痿尿频；肝肾虚弱，妊娠下血，胎动不安，或习惯性流产；高血压病。近现代研究认为杜仲在降低血压、防治血管硬化、冠心病、抗衰老、抗肿瘤等方面均有疗效。绿茶是以适宜茶树新梢为原料，未经发酵，先经高温杀青，杀灭了各种氧化酶，保持了绿茶绿色，然后经揉捻、干燥而制成，含有丰富的维生素。与杜仲为伍，有利于降压成分析出，共同降血压，强筋骨，滋补肝肾。适用于高血压病、眩晕症、脑血管意外后遗症、脊髓灰质炎等。

（5）高血压伴头晕目眩、双目干涩、视物模糊、便秘者

二子冰茶

◇ **组成：** 决明子 30 克，枸杞子 10克，冰糖 30 克，绿茶 3 克。

◇ **制作方法：** 将决明子略炒捣碎，与绿茶一起放入茶壶中，加入适量沸水冲泡，闷泡 20 分钟后，代茶饮用。

◇ **功效：** 滋肾益肝，明目通便。

◇ **服用宜忌：** 脾胃虚寒、气血不足、高血糖者不宜服用；孕妇禁服。

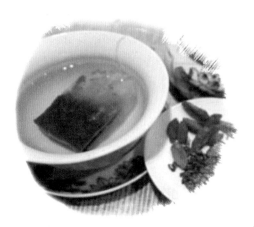

◇ **按语：** 决明子，甘、苦、咸、微寒。归肝、大肠经。《本草求真》："决明子，除风散热。凡人目泪不收，眼痛不止，多属风热内淫，以致血不上行，治当即为驱逐；按此苦能泄热，咸能软坚，甘能补血，力薄气浮，又能升散风邪，故为治目收泪止痛要药。"枸杞子，甘，平。养肝，滋肾，润肺。可用于治疗肝肾亏虚、头晕目眩、目视不清、腰膝酸软、阳痿遗精、虚劳咳嗽、消渴引饮等。绿茶具有清心除烦、清热解暑、去腻降脂、解毒醒酒等药理作用。三物与生津止渴的冰糖合用共奏滋肾益肝、明目通便、降压之效。

二 高血脂

◇ 1. 概述

高血脂一般指高脂血症，是指血浆中所含脂类水平过高，超出了正常值范围。国内高血脂诊断一般以成年人空腹血清总胆固醇超过 5.72 毫摩尔 / 升，三酰甘油超过 1.70 毫摩尔 / 升，作为高血脂的诊断指标。

血脂指的是血浆中所含脂类统称，血浆脂类含量虽只占全身脂类总量的极小一部分，但外源性和内源性脂类物质都需经进血液运转于各组织之间。血脂含量可以反映体内脂类代谢的情况。

高脂血症常见的临床主要症状有关节疼痛、背部疼痛、黄色瘤、眼角膜老年环、晨起头晕脑胀等。

高脂血症可分为原发性和继发性两类。原发性与先天性和遗传有关，是由于单基因缺陷或多基因缺陷，使参与脂蛋白转运和代谢的受体、酶或载脂蛋白异常所致，或由于饮食、营养、药物等环境因素而致。继发性多发生于代谢性紊乱疾病（比如糖尿病、高血压、黏液性水肿、甲状腺功能低下、肥胖、肝肾疾病、肾上腺皮质功能亢进）或与其他因素如年龄、性别、季节、饮酒、吸烟、饮食、精神紧张、情绪活动等有关。

血脂过高往往会损坏肝部功能，导致脂肪肝、肝硬化，同时也是高血压、冠心病、脑中风等疾病的重要危险因素。中医认为高脂血症是由于肝肾脾三脏虚损、痰瘀内积所致。茶中多酚能和血清中的胆固醇、甘油三酯结合通过粪便排出体外，加速脂肪和胆固醇的代谢。

◇ 2. 辨证分型药茶

（1）高脂血症见胃脘或心腹冷痛，喜温喜暖、腹泻便溏者

丁香茉莉茶

◇ **组成：** 丁香 3 克，茉莉花 3 克，绿茶 3 克。

◇ **制作方法：** 将丁香、茉莉花研制成粉末，然后与绿茶一起放入茶壶中，

加入适量沸水冲泡，闷泡 30 分钟后，代茶饮用。

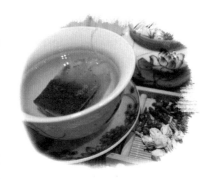

◇ **功效**：温中暖肾，理气化浊，降低血脂。

◇ **服用宜忌**：热性病及阴虚内热者慎服；孕妇禁服。

◇ **按语**：丁香甘、辛、大热，入胃肾二经，《纲目拾遗》记载具有暖胃、温肾之功。可用于治胃寒痛胀、呃逆、吐泻、痹痛、疝痛、口臭、牙痛等。茉莉花味辛、甘，性平，其所含的挥发油性物质，具有行气止痛，解郁散结的作用，可缓解胸腹胀痛，下痢里急后重等病状，为止痛之食疗佳品。《食物本草》：茉莉花"主温脾胃，利胸膈"。绿茶具有药理作用的主要成分是茶多酚、咖啡因、脂多糖、茶氨酸等。现代科学大量研究证实，绿茶确实含有与人体健康密切相关的生化成分，具有提神清心、消食化痰、去腻减肥、清心除烦、解毒醒酒、生津止渴、降火明目、止痢除湿等药理作用。三者合用煮沸，以茶饮，共奏温中暖肾、理气化浊、降低血脂之功。适合于高脂血症见胃脘或心腹冷痛，喜温喜暖、腹泻便溏者。

（2）高脂血症见体胖、头晕胸闷、腹胀痞满、精神差者

山楂橘皮茶

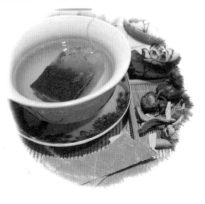

◇ **组成**：炒山楂 10 克，橘皮 10 克，荷叶 15 克。

◇ **制作方法**：将炒山楂、橘皮、荷叶三药分别清洗干净，然后一起放入砂锅中，加入适量水煎煮，煮沸后，去渣取汁，代茶饮用。

◇ **功效**：健脾理气，升清化脂，消食导滞。

◇ **服用宜忌**：阴津亏损，发热、口干、便秘、尿黄等内实热者慎服；孕妇禁服。

◇ **按语**：山楂以果实作药用，炒用，性微温，味酸甘，入脾、胃、肝经，有消食健胃、活血化瘀、收敛止痢之功能。对肉积痰饮、痞满吞酸、泻痢肠

风、腰痛疝气、产后儿枕痛、恶露不尽、小儿乳食停滞等，均有疗效。《医学衷中参西录》："山楂，若以甘药佐之，化瘀血而不伤新血，开郁气而不伤正气，其性尤和平也。"现代临床研究证实，山楂能显著降低血清胆固醇及甘油三酯，有效防治动脉粥样硬化。能促进脂肪类食物消化，促进胃肠道蠕动，是瘦身、减肥的良品。橘皮，又称为陈皮，味苦、辛，性温。《本草纲目》："橘皮，苦能泻能燥，辛能散，温能和。"《本草经疏》："辛能散，苦能泻，温能通行，则逆气下，呕嗽止，胸中瘕热消矣，脾为运动磨物之脏，气滞则不能消化水谷，为吐逆、霍乱、泄泻等证，苦温能凿脾家之湿，使滞气运行，诸证自疗矣。"荷叶含有莲碱、原荷叶碱和荷叶碱等多种生物碱及维生素 C、多糖。荷叶色青绿，气芬芳，是传统药膳中常选用的原料。荷叶有清暑利湿、升发清阳、凉血止血等功效。近代研究证实，荷叶有良好的降血脂、降胆固醇和减肥的作用，三者合用煮沸，以茶饮，共奏健脾理气，升清化脂，消食导滞之功。适合于高脂血症见体胖、头晕胸闷、腹胀痞满、精神差者。

（3）高脂血症见头晕目眩、腰膝酸软、须发早白者

制首乌茶

◇ **组成：** 制首乌片 6 克。

◇ **制作方法：** 将制首乌片清洗干净，放入茶壶中，加入适量沸水冲泡，闷泡 30 分钟后，代茶饮用。

◇ **功效：** 补益肝肾，养血降脂。

◇ **服用宜忌：** 大便溏泄或有痰湿者慎服；孕妇禁服。

◇ **按语：** 制首乌味苦、甘、涩，温微温。归肝、心、肾经。生产制首乌则是将生首乌与黑豆同煮后晒干的首乌，是一味补肝肾、益精血、养心宁神的良药。主要用于治疗因肝肾不足、精血亏损而引起的腰膝酸软、头晕眼花、心悸失眠、头发早白等症。中医认为，肾主骨藏精，其华在表，人体毛发生长、脱落的过程，表现在肾气盛衰的过程，肾气强盛者则毛发乌黑，光泽，茂密，肾气虚的人则毛发早白，无光泽甚至脱落。沸水冲泡，代茶饮用。具有补益肝肾，养血降脂之功。适合于高脂血症见头晕目眩、腰膝酸软、须发早白者。

（4）高脂血症见头晕目眩、腰膝酸软、耳鸣健忘者

桑寄生首乌茶

◇ **组成：** 桑寄生15克，制首乌片15克，黄精15克，生蒲黄10克。

◇ **制作方法：** 将上四味药物分别清洗干净，然后一起放入砂锅中，加入适量水煎煮，煮沸后，去渣取汁，代茶饮用。

◇ **功效：** 补益肝肾，活血降脂。

◇ **服用宜忌：** 中寒泄泻，痰湿痞满气滞者慎服；孕妇禁服。

◇ **按语：** 桑寄生味苦、甘，性平。归肝、肾经。性缓气和，可升可降。补肝肾；强筋骨；祛风湿；安胎。主腰膝酸痛；筋骨痿弱；肢体偏枯；风湿痹痛；头晕目眩；胎动不安，崩漏下血。制首乌味苦、甘、涩，温微温。归肝、心、肾经。主要用于治疗因肝肾不足、精血亏损而引起的腰膝酸软、头晕眼花、心悸失眠、头发早白等症。黄精味甘，平。归脾、肺、肾经。《本草便读》："黄精药味甘如饴，性平质润，为补养脾阴之正品。"生蒲黄味甘、微辛、性平，归肝、心、脾经；功效止血、祛瘀、利尿。四药合用煮沸以茶饮，共奏健脾理气，升清化脂，消食导滞之功。适合于高脂血症见头晕目眩、腰膝酸软、耳鸣健忘者。

（5）高脂血症见胸闷心烦、四肢麻木、舌色紫暗者

玫瑰茉莉茶

◇ **组成：** 玫瑰花6克，茉莉花6克，绿茶3克。

◇ **制作方法：** 将上三味药材分别清洗干净，然后一起放入茶壶中，加入适量沸水冲泡后，闷泡20分钟，代茶饮用。

◇ **功效：** 活血祛瘀，疏肝降脂。

◇ **服用宜忌：** 孕妇不宜饮用。

◇ **按语：** 玫瑰花中含有300多种化学成分，如芳香的醇、醛、脂肪酸、酚和含香精的油和脂，常食玫瑰制品中以柔肝醒胃，舒气活血，美容养颜，令人神爽。《本草正文》中道："玫瑰花，清而不浊，和而不猛，柔肝醒胃，疏气活血，宣通窒滞而绝无辛温刚燥之弊，断推气分药之中，最有捷效而最驯

良，芳香诸品，殆无其匹。"茉莉花味辛、甘，性平，其所含的挥发油性物质，具有行气止痛，解郁散结的作用，可缓解胸腹胀痛，下痢里急后重等病状，为止痛之食疗佳品。绿茶具有清心除烦、清热解暑、去腻降脂、解毒醒酒等药理作用。三物合用，以代茶饮。共奏活血散瘀、疏肝降脂之功。适用于高脂血症见胸闷心烦、四肢麻木、舌色紫暗者。

三 高血糖

◇ 1. 概述

当血糖值高于正常范围即为高血糖。高血糖也是通常大家所说"三高"中的一高。另外"两高"分别是高血压和高脂血症。空腹血糖正常值在6.1毫摩尔/升以下，餐后两小时血糖的正常值在7.8毫摩尔/升以下，如果高于这一范围，称为高血糖。

正常情况下，人体能够通过激素调节和神经调节这两大调节系统确保血糖的来源与去路保持平衡，使血糖维持在一定水平。但是在遗传因素（如糖尿病家族史）与环境因素（如不合理的膳食、肥胖等）的共同作用下，两大调节功能发生紊乱，就会出现血糖水平的升高。

血糖升高，尿糖增多，可引发渗透性利尿，从而引起多尿的症状；血糖升高、大量水分丢失，血渗透压也会相应升高，高血渗可刺激下丘脑的口渴中枢，从而引起口渴、多饮的症状；由于胰岛素相对或绝对的缺乏，导致体内葡萄糖不能被利用，蛋白质和脂肪消耗增多，从而引起乏力、体重减轻；为了补偿损失的糖分，维持机体活动，需要多进食；这就形成了典型的"三多一少"症状。糖尿病患者的多饮、多尿症状与病情的严重程度呈正比。另外，值得注意的是，患者吃得越多，血糖就越高，尿中失糖也越多，饥饿感也就越厉害，最终导致了恶性循环。

"三多一少"是糖尿病最常见的临床表现，即为多饮、多食、多尿和体重减轻。然而，目前临床上有部分糖尿病患者，因为没有典型的"三多一少"症状而导致了病情诊断的延迟。我们可以选择药茶通过防治糖尿病多种并发症来延长糖尿病患者的寿命。

◇ 2. 辨证分型药茶

（1）高血糖见口渴、心烦、少气倦怠、胃脘嘈杂、饥不欲食者

麦冬黄连茶

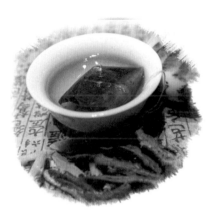

◇ **组成：** 麦冬 15 克，黄连 2 克。

◇ **制作方法：** 将麦冬、黄连分别清洗干净，然后一起放入茶壶中，加入适量沸水冲泡后，闷泡 30 分钟后，代茶饮用。

◇ **功效：** 清热润燥，滋阴生津，降低血糖。

◇ **服用宜忌：** 脾胃虚寒者慎服；孕妇不宜饮用。

◇ **按语：**《本草分经》称麦冬"甘、微苦，微寒。润肺清心、泻热生津、化痰止呕、治嗽行水"。《神农本草经》将麦冬列为养阴润肺的上品，言其"久服轻身，不老不饥"。现代药理研究也表明：麦冬还有促进胰岛细胞功能恢复、增加肝糖原、降低血糖的作用，是高血糖患者处方中的常用品。《本草新编》："黄连，味苦，寒，可升可降，阴也，无毒。入心与胞络。最泻火，亦能入肝。大约同引经之药，俱能入之，而入心，尤专经也。止吐利吞酸，善解口渴。"麦门冬偏于滋肺胃阴清心；黄连清热燥湿而泻心火。两药合用，煮沸水闷泡以茶饮能清热润燥，滋阴生津，降低血糖。适用于高血糖见口渴、心烦、少气倦怠、胃脘嘈杂、饥不欲食者。

（2）高血糖见口渴、肠燥便秘或便血者

生地黄茶

◇ **组成：** 生地黄 10 克。

◇ **制作方法：** 将生地黄清洗干净，加入茶壶适量水煎煮，煮沸后，去渣取汁，代茶饮用。

◇ **功效：** 清热生津，降低血糖。

◇ **服用宜忌：** 脾胃湿滞腹满者不宜饮用。

◇ **按语：** 生地味甘、苦，性微寒。归心、肝、肾经。生地甘寒质润，既善凉血泻热，又善养阴生津。凡血分有热及诸脏津伤阴不足者，均为常用之品。《本草新编》："生地，凉头面之火，清肺肝之热，热血妄行，或吐血，或衄血，或下血。"现代药理研究表明生地黄含 β- 谷甾醇、地黄素、甘露醇、梓醇、生物碱、葡萄糖、蔗糖、维生素 A 类物质、氨基酸。能促进凝血、升高外周白细胞；能强心、利尿、升高血压；能保护肝脏，降低血糖；有增强免疫功能、抗辐射损伤和肾上腺皮质激素样作用。现在广泛用于热病烦渴、发斑发疹、阴虚内热、吐血、衄血、便血、崩漏及糖尿病、传染性肝炎等。煮沸后，代茶饮用适合于高血糖见口渴、肠燥便秘或便血者。

（3）高血糖见口渴多饮、咽干舌燥、大便秘结者

石斛茶

◇ **组成：** 石斛 5 克。

◇ **制作方法：** 将石斛清洗干净，加入适量沸水冲泡后，闷泡 30 分钟后，代茶饮用。

◇ **功效：** 益胃生津，滋阴清热，降低血糖。

◇ **服用宜忌：** 热病早期阴未伤者，湿温病未化燥者，脾胃虚寒者（指胃酸分泌过少者）均不宜饮用。

◇ **按语：** 石斛，微寒，甘、微咸；归胃、肾经。具有益胃生津，滋阴清热之功，补中有清，以养胃肾之阴为长。用于阴伤津亏，口干烦渴，食少干呕，病后虚热，目暗不明。现代研究认为石斛碱等生物碱，黏液质、淀粉等。有一定解热镇痛作用；能促进胃液分泌，助消化；有增强新陈代谢、抗衰老等作用。现应用于热伤津液，低热烦渴，舌红少苔；胃阴不足，口渴咽干，呕逆少食，胃脘隐痛，舌光少苔；肾阴不足，视物昏花等。沸水闷泡，代茶饮用，适用于高血糖口渴多饮、咽干舌燥、大便秘结者。

（4）高血糖见尿液浑浊如膏者

玉米须茶

◇ **组成：** 玉米须 100 克，绿茶 3 克。

◇ **制作方法：** 将玉米须清洗干净，加入茶壶 300 毫升水煎汤取汁，趁热冲沏绿茶，闷泡 15 分钟，代茶饮用。

◇ **功效：** 清热利尿，降低血糖。

◇ **服用宜忌：** 脾胃虚寒者不宜饮用；孕妇慎用。

◇ **按语：** 玉米须性平，味甘淡，无毒。归膀胱、肝、胆经。临床应用经常用于急、慢性肾炎，水肿，急、慢性肝炎，高血压，糖尿病，慢性鼻窦炎，尿路结石，胆道结石，小便不利、湿热黄疸等症。并可预防习惯性流产。现代药理研究者发现玉米须分离及鉴定的化合物主要有黄酮及其苷类、甾醇、生物碱、糖类、有机酸、挥发油、微量元素及多种维生素等。有实验研究表明：玉米须的发酵制剂对家兔有明显的降血糖作用；水煎 7 剂，5 克/千克、15 克/千克、30 克/千克灌胃，连续 7 天，对四氧嘧啶所致的小鼠糖尿病有显著的治疗作用，对葡萄糖、肾上腺素引起的小鼠高血糖也有明显的降血糖作用。但呈现明显的量效关系，但对正常小鼠血压无明显影响。提示玉米须可能有双胍类降糖药物的作用。绿茶具有清心除烦、清热解暑、去腻降脂、解毒醒酒等药理作用。二者合用，以代茶饮。共奏清热利尿，降低血糖之功。适用于高血糖见尿液浑浊如膏者。

（5）高血糖见体虚发热或病后体虚口渴者

丝瓜茶

◇ **组成：** 新鲜丝瓜 200 克，绿茶 5 克。

◇ **制作方法：** 将新鲜丝瓜清洗干净切 3 毫米厚的片，加入茶壶 300 毫升水，放入少许食盐煮沸，去渣取汁，趁热冲沏绿茶，闷泡 15 分钟，代茶饮用。

◇ **功效：** 滋阴解渴，生津补虚、降低血糖。

◇ **服用宜忌：** 口大渴，身大热者不宜饮用；孕妇慎用。

◇ **按语：** 丝瓜味甘，性寒，无毒。入肝、胃经。能除热利肠，主治痘疮不出，乳汁不下。《本草求真》："丝瓜性属寒物、味甘体滑。凡人风痰湿热，蛊毒血积，留滞经络，发为痈疽疮疡，崩漏肠风，水肿等症者，服之有效，以其通经达络，无处不至。"现代药理研究发现丝瓜含蛋白质、脂肪、碳水化合物、钙、磷、铁及维生素 B_1、维生素 C，还有皂苷、植物黏液、木糖胶、丝瓜苦味质、瓜氨酸等。绿茶具有清心除烦、生津止渴、去腻降脂、解毒醒酒等药理作用。二者合用少许咸寒食盐共奏滋阴解渴，生津补虚、降低血糖之功。适用于高血糖见体虚发热或病后体虚口渴者。

四 冠心病

◇ 1. 概述

冠状动脉粥样硬化性心脏病简称冠心病，指由于脂质代谢不正常，血液中的脂质沉着在原本光滑的动脉内膜上，堆积成斑块所形成的动脉粥样硬化病变。这些斑块渐渐增多造成动脉腔狭窄，使血流受阻，导致心脏缺血，产生心绞痛。

心脏是人体的重要器官，它的作用就好比是一个永不停止工作的泵，随着心脏每次收缩将携带氧气和营养物质的血流经主动脉输送到全身，以供给各组织细胞代谢需要。心脏自身的氧气和营养又如何得到呢？在主动脉的根部分出两条动脉，负责心脏本身的血液循环，称为冠状动脉。一些类似粥样的脂类物质在动脉内膜上堆积形成白色斑块，称为动脉粥样硬化病变。

冠心病的主要病因是冠状动脉粥样硬化，但动脉粥样硬化的原因尚不完全清楚，可能是多种因素综合作用的结果。认为本病发生的危险因素有：年龄和性别（45 岁以上的男性，55 岁以上或者绝经后的女性），家族史（父兄在 55 岁以前，母亲 / 姐妹在 65 岁前死于心脏病），血脂异常（低密度脂蛋白胆固醇 LDL-C 过高，高密度脂蛋白胆固醇 HDL-C 过低），高血压，尿糖病，吸烟，超重，肥胖，痛风，不运动等。可能的发病机制由于脂质代谢异常，血液中的脂质沉着在动脉内膜上，形成白色斑块，这些斑块渐渐增多造成动脉腔狭窄，使血流受阻，导致心脏缺血，产生心绞痛。如果动脉壁上的斑块形成溃疡或破裂，就会形成血栓，使整个血管血流完全中断，发生急性心肌梗死，甚至猝死。

◇ 2. 辨证分型药茶

（1）冠心病见心胸隐痛反复发作，心悸易汗，倦怠懒言者

生脉茶

◇ **组成：** 红参5克，麦冬9克，五味子3克，甘草6克。
◇ **制作方法：** 将红参、麦冬、五味子、甘草清洗干净，加入茶壶500毫升水，煮沸15分钟，去渣取汁，代茶饮用。
◇ **功效：** 补心益气，生津补虚。
◇ **服用宜忌：** 胃脘痞满、阳虚身寒者不宜饮用；孕妇慎用。
◇ **按语：** 方中人参甘温，益元气，补肺气，生津液，是为君药。麦门冬甘寒养阴清热，润肺生津，用以为臣。人参、麦冬合用，则益气养阴之功益彰。五味子酸温，敛肺止汗，生津止渴，为佐药。绿茶清心除烦、清热解暑、去腻降脂，四药合用，一补一润一敛一清，益气养阴，生津止渴，敛阴止汗，使气复津生，汗止阴存，气充脉复。适量甘草调和药性。五药合用，补心益气，生津补虚。适用于冠心病见心胸隐痛反复发作，心悸易汗，倦怠懒言者。

（2）冠心病见心胸窒闷，心前区时有针刺痛者

红花檀香茶

◇ **组成：** 红花5克，檀香5克，绿茶1克，红糖25克。
◇ **制作方法：** 将红花、檀香清洗干净，加入茶壶300毫升水，煮沸，去渣取汁，趁热冲沏绿茶后，加入红糖，闷泡20分钟，代茶饮用。
◇ **功效：** 活血祛瘀，理气止痛。
◇ **服用宜忌：** 胃脘痞满、腹胀身大热者不宜饮用；孕妇慎用。

◇ **按语：** 红花活血化瘀；檀香功专理气止痛；绿茶可消食化痰，而红糖甘温配伍三药则有活血之功。诸药合用共奏活血祛瘀，理气止痛之效。适用于冠心病见心胸窒闷，心前区时有针刺痛者。

（3）冠心病见心悸气短，胸闷口渴者

丹参麦冬茶

◇ **组成：** 丹参 10 克，麦冬 10 克。

◇ **制作方法：** 将丹参、麦冬清洗干净，加入茶壶 500 毫升水，煮沸，闷泡 20 分钟，去渣取汁，代茶饮用。

◇ **功效：** 活血滋阴，养心补肺。

◇ **服用宜忌：** 胃脘疼痛、食欲减少、咽干者不宜饮用；孕妇慎用。

◇ **按语：** 丹参苦，微寒，入心、肝经。具有活血散瘀、消肿止血、消炎止痛、调经止痛、扩张冠状动脉、改善心肌缺血状况、降低血压、安神静心、降血糖和抗菌等功效，对月经不调，经闭痛经，症瘕积聚，胸腹刺痛，热痹疼痛，疮疡肿痛，心烦不眠，肝脾肿大，心绞痛等病症有一定的疗效。此外，近代医学实验证明，丹参还具有抗血小板凝聚、降低血液黏度及调节内外凝血系统的功能，是一种安全又可靠的治疗心脏血管疾病的天然中药。有研究用丹参提取物制成片剂（每片含提取物 0.2 克）内服，每次 2 片，每日 3 次（每日量相当原生药 2 两）。以两周至一个月为一疗程。观察 323 例，服药 1～9 个月不等。结果心绞痛的总有效率为 82.3%，其中显效率为 20.3%；疗效以中、轻度较好；服药 2 个月者疗效比 1 个月的为高。

麦冬甘，微苦，微寒。归心、肺、胃经。《本草新编》："麦门冬，泻肺中之伏火，清胃中之热邪，补心气之劳伤，止血家之呕吐，益精强阴，解烦止渴，美颜色，悦肌肤，退虚热，解肺燥，定咳嗽，真可持之为君而又可借之为臣使也。但世人未知麦冬之妙用，往往少用之而不能成功为可惜也。"现代药理研究发现麦冬含多种甾体皂苷：麦冬皂苷 A、B、C、D，苷元均为假叶树皂苷元，另含麦冬皂苷 B'、C'、D'，苷元均为薯蓣皂苷元；尚含多种黄酮类化合物：如麦冬甲基黄烷酮 A、B，麦冬黄烷酮 A，麦冬黄酮 A、

B，甲基麦冬黄酮 A、B；另分得 5 个高异黄酮类化合物。其中发挥作用主要成分为 β- 谷甾醇、氨基酸、多量葡萄糖及葡萄糖苷。现代研究认为麦冬能提高免疫功能，对多种细菌有抑制作用；能增强垂体肾上腺皮质系统功能，提高机体适应能力；有抗心律失常和扩张外周血管的作用；能提高耐缺氧能力；有降血糖作用。用于阴虚肺燥，咳嗽痰黏；热伤胃阴或胃阴虚，咽干口渴，大便干结；心阴虚或心经有热，心烦不眠，舌红少津。两药合用共奏活血滋阴，养心补肺之功。适用于冠心病见心悸气短，胸闷口渴者。

（4）冠心病见惊恐、失眠、健忘、不思饮食者

菖蒲梅枣茶

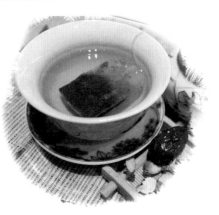

◇ **组成：** 石菖蒲 5 克，酸梅 5 枚，红枣 5 枚，红糖 20 克。

◇ **制作方法：** 将酸梅、红枣清洗干净脱核，与石菖蒲一同加入茶壶注水 500 毫升，煮沸，去渣取汁，趁热冲沏红糖后，闷泡 20 分钟，代茶饮用。

◇ **功效：** 健脾宁心，安神定志。

◇ **服用宜忌：** 胃脘痞满、身热、口黏腻者不宜饮用；孕妇慎用。

◇ **按语：** 石菖蒲辛、苦，温。归心、胃经。化湿开胃，开窍豁痰，醒神益智。《本草备要》："石菖蒲，补肝益心，去湿逐风，除痰消积，开胃宽中。疗噤口毒痢，风痹惊痫。"现代临床多用于脘痞不饥，噤口下痢，神昏癫痫，健忘耳聋。理气，活血，散风，去湿。治癫痫，痰厥，热病神昏，健忘，气闭耳聋，心胸烦闷，胃痛，腹痛，风寒湿痹，痈疽肿毒，跌打损伤等。酸梅，也叫青梅、梅子，是一种水果。酸梅的成分含有低糖高酸（总糖 1.3%、总酸 6.4%）；具有合理的钙磷比 1：1，含 B 族维生素高达 5.6 毫克 / 100 克，为其他水果的数百倍；其 T 值（糖酸比）仅为 0.2，是鸭梨的 1/72，杏的 1/8，甚至比柠檬的 T 值还低。《神农本草》记载，"梅性味甘平，可入肝、脾、肺、大肠，有收敛生津作用"。现代研究发现酸梅有着防老化、益肝养胃、生津止渴、中和酸性代谢产物等功效。红枣又名大枣，特点是维生素含量非常高，有"天然维生素丸"的美誉，具有滋阴补阳，补血之

功效。红枣是一种营养佳品，被誉为"百果之王"。红枣含有丰富的维生素A、B族维生素、维生素C等人体必须的多种维生素和18种氨基酸、矿物质，其中维生素C（抗坏血酸）的含量竟高达葡萄、苹果的70~80倍，芦丁（维生素P）的含量也很高，这两种维生素对防癌和预防高血压、高血脂都有一定作用。据《黄帝内经》《本草纲目》记载：枣具有益气养肾、补血养颜、补肝降压、安神壮阳、治虚劳损之功效。红枣中含量丰富的环磷酸腺苷、儿茶酸具有独特的防癌降压功效，故红枣是极佳的营养滋补品。诸药煮沸与红糖合用健脾宁心，安神定志。适用于冠心病见惊恐、失眠、健忘、不思饮食者。

五 高体重（肥胖）

◇ 1. 概述

什么是高体重？也就是说体重不在正常范围内。WHO（世界卫生组织）推荐用BMI（身体质量指数）的25和30作为判别18岁以上男女成年人的超重与肥胖标准。在我国则以BMI的24和28作为判别超重与肥胖的标准。

体重指数（BMI）＝体重（千克）/身高（米）的平方

该指数是衡量人体胖瘦程度的常用指标之一，根据世界卫生组织公布的标准：正常人的BMI为18.5~24.9，BMI ≥ 25为超重；BMI ≥ 30为肥胖。而我国常用的BMI标准为：BMI的正常范围是18.5~22.9，BMI ≥ 24为超重；BMI ≥ 28为肥胖。应注意肥胖并非单纯体重增加，若体重增加是肌肉发达，则不应认为是肥胖；反之，某些个体虽然体重在正常范围，但存在高胰岛素血症和胰岛素抵抗，有易患2型糖尿病、血脂异常和冠心病的倾向，因此应全面衡量。

高体重如若不加控制，继续发展，就会形成肥胖病。肥胖是万病之源，会导致高血压、糖尿病、高脂血症等，还会增加骨关节的负担，出现骨关节的病变。体重增高，超出正常标准时，一定要严格控制，防患于未然。

◇ 2. 辨证分型药茶

（1）食欲好，吃的多

荷叶茶

- ◇ **组成**：干荷叶 9 克。
- ◇ **制作方法**：揉碎，开水冲泡。
- ◇ **功效**：消肿降脂减肥。
- ◇ **服用宜忌**：适宜于超重，肥胖者。胃溃疡、胃酸过多者忌服。孕妇禁服。

减肥茶

- ◇ **组成**：干荷叶 60 克，生山楂 10 克，生薏以仁 10 克。
- ◇ **制作方法**：将三味药制成细末，用沸水冲泡即可。至味淡为度。
- ◇ **功效**：利水降脂。
- ◇ **服用宜忌**：适用于高血压、冠心病、肥胖者。脾胃虚弱者，不宜多饮用。孕妇、胃酸过多者，消化性溃疡以及服用滋补药品期间忌服本茶。
- ◇ **加减**：上方可加橘皮 5 克，更好加强理气健脾化湿减肥的功效。
- ◇ **按语（针对荷叶茶、减肥茶的按语）**：荷叶、山楂减肥降脂之功，在我国汉代之前已有定论，并广为应用。荷叶性平，味苦、涩。中药研究表明，荷叶中提取生物碱荷叶碱，可以扩张血管，清热降血压作用，同时也是减肥的良药。《本草经疏》："山楂，味酸，能消食积，行瘀血。"生薏仁有健脾利湿的作用。三种药物同用能增强减肥的效果。

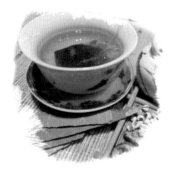

（2）身体重，神疲嗜卧

三花减肥茶

- ◇ **组成**：玫瑰花、茉莉花、代代花各 2 克，川芎 6 克，荷叶 7 克。
- ◇ **制作方法**：上药碾碎，置于杯中，用沸水冲泡，加盖闷 10 分钟即可。

◇ **功效：** 芳香化浊提神，行气活血。

◇ **服用宜忌：** 肥胖、体态臃肿者最为适用。阴虚口渴者不宜饮用，孕妇禁服。

◇ **按语：** 此药茶方中玫瑰花甘苦而温，功专理气解郁，和血散瘀。《本草拾遗》记载"和血，行血，理气"。茉莉花、代代花均有理气解郁，避秽和中的作用，与玫瑰花相伍即走气分又走血分。荷叶生发清阳，醒脾利湿。四药理气解郁又能提神，避秽化浊而奏祛痰利湿，消脂减肥之功。配川芎活血行气，扩血管，有助于降脂。该茶冲泡后，宜频频服用，1日饮尽，明日再泡。

（3）颜面浮肿或下肢浮肿

清宫减体茶

◇ **组成：** 泽泻3克，石菖蒲3克，山楂3克，紫苏3克，绿茶3克。

◇ **制作方法：** 用350毫升沸水冲泡后饮用，冲饮至淡味。

◇ **功效：** 利水减肥，降脂。

◇ **服用宜忌：** 适应于肥胖，高脂血症。胃寒呕吐、脾虚泄泻者禁用。

◇ **按语：** 泽泻味甘淡、性寒，利水渗湿、清热泻火；石菖蒲气芳香，味苦、微辛，能化湿开胃，开窍豁痰、醒神益智，用于胃脘胀闷、神昏癫痫、健忘耳聋等；山楂味酸甘，性微温，开胃消食、化滞消积、活血化瘀、化痰行气；紫苏味辛，微温，解表散寒、行气和胃。诸药合用，能利水渗湿、化湿开胃、化滞消积，可用于单纯性肥胖和高脂血症的减肥、降脂。

（4）倦怠乏力，腹胀纳呆，腰膝酸软

红茶干姜茶

◇ **组成：** 红茶1～2克，干姜3～5克，炙甘草3克。

◇ **制作：** 干姜晒干或微火烘干，蜜炙甘草，取甘草片加蜂蜜与开水少许，拌匀，稍闷，至锅内用文火炒至变为深黄色，不粘手为度，取出放凉。蜜炙甘草也可以到药店买炮制好的。饮用时将三味药放置杯内，用沸水冲泡，饮

用。日服一剂，分三次服用。

◇ **功效：** 健胃消食，消脂化浊。

◇ **服用宜忌：** 适用于脾胃虚寒或食后饱胀，食欲不振，肥胖等。血虚者可加大枣或枣片25克。孕妇和胃酸过多者慎用。

◇ **按语：** 姜是助阳之品，自古以来中医素有"男子不可百日无姜"之语。现代临床药理学研

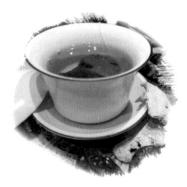

究发现，姜具有加快人体新陈代谢、抗炎镇痛，同时兴奋人体多系统的功能。还能调节男性前列腺的功能，治疗男性前列腺疾病以及性功能障碍。因此姜常被用于男性保健。干姜长于温中散寒，健胃活血。在《医学启源》中这样说干姜："《主治秘要》云，通心气，助阳，去脏腑沉寒，发诸经之寒气，治感寒腹痛。"偏重于温阳助阳。红茶有提神、消除疲劳的作用，还有养胃护胃之功效。甘草能调和诸药，蜜炙甘草，意图缓功，且有利于减缓干姜的燥性。

（5）肥胖见高脂血症、高血压、高血糖、失眠痰多者

绞股蓝山楂茶

◇ **组成：** 绞股蓝15克，生山楂30克。

◇ **制作方法：** 将绞股蓝、生山楂清洗干净切碎，加入茶壶300毫升水煮沸，去渣取汁后，代茶饮用。

◇ **功效：** 益气安神，化痰导滞、降低血糖、血脂、血压。

◇ **服用宜忌：** 胃酸多者不宜饮用；孕妇慎用。

◇ **按语：** 绞股蓝味甘、苦，性微寒。归肺经、脾经、肾经。中医认为能益气，安神，降血压，清热解毒，止咳祛痰。现代药理研究发现：绞股蓝糖苷TN-1和TN-2；绞股蓝苷 I → LXXIX 共79个，其中Ⅲ、Ⅳ、Ⅷ、Ⅶ级结构和人参皂苷-Rb1、Rb3、Rd、F2的相同；6'-丙二酰基人参皂苷-Rb1和Rd，6'-丙二酰基绞股蓝苷 V 等；还含黄酮类成分：芸香苷，商陆苷，商陆黄素；丙二酸，维生素C；天冬氨酸，苏氨酸，丝氨酸，谷氨酸等17种氨基酸和铁、锌、铜、锰、镍等18种元素。另含甜味成分：叶甜素。其中，主要有效成分是绞股蓝皂苷、绞股蓝糖苷（多糖）、水溶性氨基酸、黄酮

类、多种维生素、微量元素、矿物质等。现代研究者认为绞股蓝应用广泛，目前主要用于降血脂、调血压、防治血栓、防治心血管疾患、调节血糖、促睡眠、缓衰老、抗癌、提高免疫力、调节人体生理功能等。绞股蓝还能保护肾上腺和胸腺及内分泌器官随年龄的增长而不致萎缩，维持内分泌系统的功能，并具有降血糖和改善糖代谢作用。山楂味酸甘，性微温，开胃消食、化滞消积、活血化瘀、化痰行气；二者合用以茶饮，共奏益气安神、化痰导滞、降低血糖血脂血压之功。适用于高血糖见体虚发热或病后体虚口渴者。

六 失眠

◇ 1. 概述

失眠是指经常不能获得正常睡眠的症状。多因思虑劳神太过，气血亏虚，或因情志所伤，气机不舒，以及火热内扰、痰浊阻滞等，使阴阳不和，神气不宁所致。常见于不寐、神劳、癫病、狂病、脏躁、脑络痹等脑系疾病。

中医师表示，偶发性的失眠问题，对民众的生活可能不会造成太大影响。但若是失眠成为常态，在长期睡眠不足、睡眠品质不佳的状况下，不仅会造成精神不济、记忆力衰退、注意力无法集中、情绪不稳等问题，进而影响日常生活。严重甚至会使免疫力下降，容易受到传染性疾病感染，抑或造成头痛、头晕、忧郁等症状的发生。

失眠可通过中医茶饮的方式调理改善。药茶不仅制作简单，其通过饮用茶饮调理的方式更易被民众接受。

临床观察发现，造成失眠发生的原因虽多，但仍脱离不了肝火过旺、口干舌燥、精神烦躁，或是老人生理功能退化、气血虚弱、手脚冰冷，肾气不足引起频尿、夜尿问题等3大因素。建议有上述问题的患者，不妨通过药膳茶饮的方式，调理体质、远离失眠困扰。

◇ 2. 辨证分型药茶

（1）失眠见情绪起伏不稳定，时而急躁时而低落者

玫瑰柠檬茶

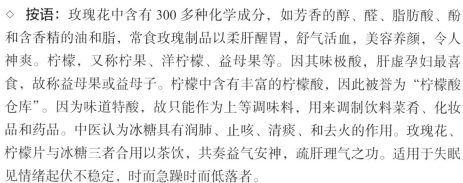

◇ **组成：** 干玫瑰花 12 朵，干柠檬片 3 片，冰糖 2 粒。

◇ **制作方法：** 干玫瑰花、干柠檬片洗干净，加入茶壶 500 毫升水煮沸，去渣取汁后，加入冰糖，闷泡 15 分钟，代茶饮用。

◇ **功效：** 益气安神，疏肝理气。

◇ **服用宜忌：** 胃酸多、肾结石者不宜饮用；孕妇慎用。

◇ **按语：** 玫瑰花中含有 300 多种化学成分，如芳香的醇、醛、脂肪酸、酚和含香精的油和脂，常食玫瑰制品以柔肝醒胃，舒气活血，美容养颜，令人神爽。柠檬，又称柠果、洋柠檬、益母果等。因其味极酸，肝虚孕妇最喜食，故称益母果或益母子。柠檬中含有丰富的柠檬酸，因此被誉为"柠檬酸仓库"。因为味道特酸，故只能作为上等调味料，用来调制饮料菜肴、化妆品和药品。中医认为冰糖具有润肺、止咳、清痰、和去火的作用。玫瑰花、柠檬片与冰糖三者合用以茶饮，共奏益气安神，疏肝理气之功。适用于失眠见情绪起伏不稳定，时而急躁时而低落者。

（2）失眠见烦躁易怒、双目干涩、情绪不佳者

菊花枸杞茶

◇ **组成：** 菊花 9 克，枸杞 3 克。

◇ **制作方法：** 将上述组成放入麻布小袋中束紧，加入茶壶 500 毫升水煮沸，去渣取汁后，闷泡 15 分钟，代茶饮用。

◇ **功效：** 疏肝泻火，清心安神。

◇ **服用宜忌：** 阳虚体质、脾胃虚寒不宜饮用。孕妇慎用。

◇ **按语：** 适用于忧怒伤肝，肝失条达，气郁化火，上扰心神引起的不寐。菊花能疏风清热、降肝火，枸杞能滋补肝肾、益精明目、清热凉血的效用，经常饮用有助于泻肝火、舒肝理气，对于改善肝火旺盛导致的烦躁、情绪不佳、双目干涩、失眠问题，有不错的效果。《神农本草经》记载："枸杞久服能坚筋骨、耐寒暑，轻身不老，乃中药中之上品。"《本草纲目》记载："枸杞子甘平而润，性滋补……能补肾、润肺、生精、益气，此乃平补之药。"现代研究发现枸杞子富含枸杞多糖，枸杞多糖是一种水溶性多糖，由阿拉伯糖、葡萄糖、半乳糖、甘露糖、木糖、鼠李糖这6种单糖成分组成，具有生理活性，能够增强非特异性免疫功能，提高抗病能力，抑制肿瘤生长和细胞突变。二者合用以茶饮，共奏疏肝泻火，镇心安神之功。适用于失眠见烦躁易怒、双目干涩、情绪不佳者。

（3）失眠见胸腹胁肋疼痛，肝胆区结石疼痛、四肢拘挛者

白芍甘草饮

◇ **组成：** 白芍6克，甘草6克。

◇ **制作方法：** 将上述组成放入麻布小袋中束紧，以水500毫升沸水冲泡，闷泡15分钟即可饮用。

◇ **功效：** 补益心脾，养心安神。

◇ **服用宜忌：** 虚寒性腹痛泄泻者、产后肝血虚者不宜饮用；孕妇禁服；小儿出麻疹期间禁服；服用中药藜芦者禁服。

◇ **按语：** 白芍性凉，味苦酸，微寒，具有补血柔肝、平肝止痛、敛阴收汗等功效，适用于阴虚发热、月经不调、胸腹胁肋疼痛、四肢挛急，泻痢腹痛、自汗盗汗、崩漏、带下等症。《药类法象》："气微寒，味酸。补中焦之药，得炙甘草为辅，治腹中痛之圣药也。如夏月腹痛，少加黄芩，其痛立止。若病人春夏秋三时腹疼，亦少加黄芩。若恶寒腹痛，加肉桂一分，白芍药15克，炙甘草7.5克，此三味为治寒腹疼，此仲景神品药也。如深秋腹痛，更加桂10克。如冬月大寒腹中冷痛，加桂7.5克，水二盏，煎一盏。"现代药理学研究发现芍药苷有抗菌、解热、抗炎、增加冠状动脉流量、改善心肌营养血流、扩张血管、对抗急性心肌缺血、抑制血小板聚集、镇静、镇痛、解痉、抗溃疡、调节血糖的作用。白芍煎剂能抑制痢疾杆菌、肺炎链球菌、大肠杆菌、伤寒杆菌、溶血性链球菌、铜绿假单胞菌等。甘草味甘甜，性平和，入心、脾、肺、胃四经。生用偏凉，可泻火解毒、缓急止痛；炙用

偏温，能散表寒、补中益气。此外，甘草还善于调和药性，解百药之毒。二者合用以茶饮，共奏补益心脾，养心安神之功。此茶饮滋味甘甜，有助于补肝、活血，对改善气血循环不佳、手脚冰冷所造成的失眠，不安腿综合征，腓肠肌痉挛等问题有不错的舒缓作用。

（4）失眠烦躁、入睡难者

五味枣仁茶

◇ **组成：** 五味子 6 克，酸枣仁 6 克。

◇ **制作方法：** 将上述组成放入麻布小袋中束紧，以水 500 毫升沸水冲泡，闷泡 15 分钟即可饮用。

◇ **功效：** 滋阴降火，交通心肾。

◇ **服用宜忌：** 外有表邪，内有实热，或咳嗽初起、痧疹初发者忌服。

◇ **按语：** 五味子味甘、酸，性温。能益气生津，补肾养心，收敛固涩。治肺虚喘咳，口干作渴，自汗，盗汗，劳伤羸瘦，梦遗滑精，久泻久痢。现代药理研究发现五味子含糖类、脂肪油、挥发油、苹果酸、柠檬酸、酒石酸、维生素 C 等成分。其具有能增强中枢神经系统的兴奋过程，也能加强抑制过程，使其相互平衡，提高大脑皮质的调节作用；能提高工作率，减轻疲劳。能调节血压，增强心脏功能。能兴奋呼吸，并有祛痰、镇咳作用。能促进胆汁分泌、降低肝炎病人血清谷 - 丙转氨酶，对肝细胞有一定保护作用。尚能调节胃液分泌，兴奋子宫，以及增进视力、听力，提高皮肤感受器的辨别能力。北五味子有与人参、刺五加等相似的适应原样作用，但作用稍弱；又能增强机体对非特异性刺激的防御能力。临床多用于气虚津伤，体倦多汗，短气心悸；肺气不足或肺肾两虚所致的喘咳，或喘咳日久，肺气耗伤；心阴不足，心悸怔忡，失眠健忘；肾气不固，遗精，尿频，或脾肾两虚，久泻不止。现代又用于无黄疸型和迁延慢性肝炎。酸枣仁味甘、酸，性平。能滋养心肝，安神，敛汗。现代药理研究认为酸枣仁含多量脂肪油和蛋白质，并含甾醇、三萜类、酸枣仁皂苷、多量维生素 C。具有镇静、催眠、镇痛、抗惊厥作用；有一定的降压作用；可提高正常人和眼疾患者的视力，对改善听力效果也不错，还可提高免疫力，同时对胃液分泌也有调节作用，对子宫有兴奋作用。临床多用于阴血不足，心悸怔忡，失眠健忘，体虚多汗。二者合用以茶饮，共奏滋阴降火，交通心肾之效。适用于失眠见胸腹胁肋疼痛，肝胆区结石疼痛、四肢拘挛者。

◇ **中医师提醒：** 虽然可以透过中医药膳、茶饮的方式，针对体质来改善失眠问题。但若是已经医师指示长期服用安眠药的民众，千万不要自行停用药物，直接改用中药调理，避免戒断或反弹性失眠的发生。建议民众可以寻求中西医合治后，再慢慢依照医师指示着量减药，才能成功远离失眠问题，轻松入眠、一觉到天亮。

七 便秘

◇ 1. 概述

便秘是指大肠秘结、排便困难、两天以上不能自解者，主要由大肠的传导功能失常所致。并与脾胃及肾脏有关。依发病特点可分虚实两类，便秘的病性可概括为寒、热、虚、实四个方面。实秘一般由阳盛嗜食及情志不畅而导致肠腑传导失常而便秘。虚秘一般由气血两亏、气虚血虚及下焦虚寒导致便秘。

便秘的治疗应以通下为主，但不可单独用泻药，应针对不同的病因采取相应的治法，实秘为邪滞肠胃、壅塞不通所致，故以祛邪为主，给予泻热、温通、通导之法，使邪去便通。虚秘为肠失润养，推动无力而致，故以扶正为先，给予益气温阳，滋阴养血之法，使正盛便通。

◇ 2. 辨证分型药茶

（1）便秘见嗜好油腻、重咸、酸辣刺激饮食体型肥胖者

通下润肠茶

◇ **组成：** 麻子仁6克，甜杏仁10克，蜂蜜1匙。

◇ **制作方法：** 将麻子仁压破，与杏仁一同放入锅中。加入 500 毫升热水，煮沸，加入蜂蜜后即可饮用。

◇ **功效：** 泻热导滞，润肠通便。

◇ **服用宜忌：** 阴亏虚火者不宜饮用；孕妇忌服。

◇ **按语：** 中医认为这样的饮食习惯易导致肠燥、便秘。麻子仁、甜杏仁都有润肠通便的效果，平日喜爱油腻、重咸、酸辣刺激饮食者，蜂蜜有润肤的功效。三者合用煮沸，以茶饮，共奏泻热导滞，润肠通便之功。适用于便秘见嗜好油腻、重咸、酸辣刺激饮食体型肥胖者。

（2）便秘见口疮、咳嗽、胃脘疼痛者

蜂蜜茶

◇ **组成：** 茶叶 20 克，蜂蜜 2 勺。

◇ **制作方法：** 茶叶放入小布袋内。放入茶杯冲入开水，再加入适量蜂蜜。

◇ **功效：** 清心润肺止渴、益肾养血通便。

◇ **服用宜忌：** 适用于治便秘、脾胃不和、咽炎等症。脾胃虚寒、便溏的人不宜长期饮用，糖尿病患者不宜服用。

◇ **按语：** 中医认为，蜂蜜味甘、性平，归脾、肺、心、胃、大肠经。具有滋阴润燥、补虚润肺、解毒、调和诸药的作用。常用于肺燥咳嗽、体虚、肠燥便秘、口疮、水火烫伤、胃脘疼痛，还可以解乌头、附子之毒。经研究表明，蜂蜜中含有与人体血清浓度相似的各种无机盐，如铁、钙、铜、锰、钾、磷等，还有多种维生素和有机酸，因此蜂蜜被称为"血清之王"。蜂蜜中含有花粉粒，经常喝蜂蜜会对花粉粒过敏产生一定的抵抗力。绿茶具有药理作用的主要成分是茶多酚、咖啡因、脂多糖、茶氨酸等。不仅具有提神清心、消食化痰、清心除烦，还有解毒醒酒、生津止渴、止痢除湿等药理作用。两者合用煮沸，以茶饮，共奏清心润肺止渴、益肾养血通便之功。适用于便秘见口疮、咳嗽、胃脘疼痛者。

（3）便秘见胸膈满闷、不思饮食、呕吐秽逆、咳嗽痰多者

橘皮茶

◇ **组成：** 干橘皮 6 克，绿茶 6 克。

◇ **制作方法：** 取同量的橘皮、绿茶放进茶壶里，然后加盖浸泡 10 到 15 分钟。橘皮茶适合在饭后饮用。每天喝两次，可以多次冲泡。

◇ **功效：** 消积化痰、降脂通便。

◇ **服用宜忌：** 胃酸过多、胃火胜者不宜饮用，孕妇禁服。

◇ **按语：** 橘子皮具理气降逆、调中开胃、燥湿化痰之功。主治脾胃气滞湿阻、胸膈满闷、脘腹胀痛、不思饮食、呕吐秽逆、二便不利、肺气阻滞、咳嗽痰多，也可用于防治乳痈。研究表明：绿茶的主要药理成分是茶多酚、咖啡因、脂多糖、茶氨酸等；具有提神清心、消食化痰、去腻减肥、清心除烦，解毒醒酒、生津止渴、止痢除湿等药理作用。两者同量合用煮沸，以茶饮，共奏健脾消积、降脂通便之功。适用于便秘见口疮、咳嗽、胃脘疼痛者。

（4）便秘见胸膈满闷、不思饮食、脘酸胀满、呕吐秽逆、咳嗽痰多者

山楂陈皮决明子茶

◇ **组成：** 决明子 10 克，山楂 6 克，陈皮各 6 克，甘草 2 克。

◇ **制作方法：** 将陈皮和山楂洗净，并剥小块，茶包加 500 毫升沸水泡开，然后再加入陈皮和山楂闷泡 10 分钟后即可饮用。

◇ **功效：** 润肠通便，消积化食、除胀润燥。

◇ **服用宜忌：** 贫血、低血压者不宜饮用，孕妇慎服。

◇ **按语：** 决明子润肠通便；山楂有助降血脂，帮助消化；陈皮消除腹部胀气；甘草可使茶饮甘甜，并能保护肠胃。研究发现山楂中的有效成分有增强胃中蛋白酶的活性，从而起到促进消化的作用，另外山楂含有的丰富脂肪酶成分，更是能起到消化食积脂肪的功效，从而达到减肥效果。《神农本草经》记载，决明子具有清肝明目，润肠通便，降脂瘦身的功能，四者合用，以茶饮，共奏润肠通便、养血润燥之功。适用于便秘见胸膈满闷、不思饮食、呕吐秽逆、咳嗽痰多者。

（5）便秘见咳嗽痰多、胃脘胀气者

桂花茶

◇ **组成：** 桂花 3 克，绿茶 5 克。

◇ **制作方法：** 将桂花、绿茶放进茶杯里，然后倒入开水，用盖子盖住，浸泡 15 ~ 20 分钟。

◇ **功效：** 生津镇痛，止咳化痰，健胃润肠。

◇ **服用宜忌：** 脾胃虚寒阴虚者不宜饮用，孕妇慎服。

◇ **按语：** 现代研究表明：桂花具有抗癌、清热解毒、祛风散寒、润脾醒胃、增进食欲及减肥之功效。对于醒胃、生津止咳、化痰、镇痛、顺气有效，能健胃整肠，缓和十二指肠溃疡与胃下垂、胃胀气等肠胃疾病。并可治疗口干舌燥与胀气，具有养身润肺、消除肠胃不适的作用。

◇ 常喝桂花茶可美白肌肤，清除体内毒素及通宿便。两者同量合用煮沸，以茶饮，共奏生津镇痛、止咳化痰、健胃润肠之功。适用于便秘见咳嗽痰多、胃脘胀气者。

八　郁证

◇ 1. 概述

郁证是由于情志不舒，气郁不畅而致脏腑功能失调所引起的一类病证。本病的发生多由情志所伤，劳心思虑过甚所致，以心情抑郁、情绪不宁、胸部满闷、胁肋胀痛，或易怒喜哭，或咽中如有异物梗塞为主要临床表现。

世界卫生组织（WHO）最近的一份资料表明：抑郁症是造成全球残疾类疾病的主要原因；世界已进入"精神病"时代。全世界年满 20 岁的成年人中，患抑郁症者正以每年 11.3% 的速度增长，且近 20 年来呈迅速增长之势，全球约 5000 万人患此病，即 1% 的人口受此苦。工作学习、生活、人际压力过大是本病发生的诱因。

目前，研究认为郁证发病主要与情志内伤和脏气素弱有关。情志不遂，肝失疏泄，气机不畅，肝气郁结，而成气郁；气郁日久化火，则肝火上炎，而成火郁；思虑过度，精神紧张，或肝郁横犯脾土，使脾失健运，水湿停聚，而成痰郁；情志过极，损伤心神，心神失守，而成精神惑乱；病变日久，损及肝肾心脾，使心脾两虚，或肝肾不足，心失所养；总之，当肝失疏泄，脾失健运，脏腑阴阳气血失调，而使心神失养或被扰，气机运行失畅，均可出现郁证。

本证除药物、膳食调治外，精神疗法也很重要。务使其思想开朗、心情舒畅、精神愉快、消除积郁、解除"疙瘩"，才能使气机舒畅，有助于提高疗效。现将茶疗药膳方介绍如下，以供择善而用。

◇ **2. 辨证分型及药茶**

（1）郁证见情绪不宁、善太息、胸胁胀痛、痛无定处者

玫瑰花茶

◇ **组成：** 玫瑰花瓣 9 克，细绿茶 2 克。

◇ **制作方法：** 将茶叶与玫瑰花瓣放茶杯内，冲入沸水，闷泡 10 分钟后即可代茶饮用。

◇ **功效：** 舒肝解郁，理气止痛。

◇ **服用宜忌：** 身热烦躁者不宜饮用，孕妇慎服。

◇ **按语：** 本品玫瑰花甘微苦温，能理气解郁，和血散瘀。《本草正义》云："玫瑰花，香气最浓，清而不浊，和而不猛，柔肝醒胃，流气活血，宣通窒滞，而绝无辛温刚燥之弊，断推气分药之中，最有捷效而最为驯良者，芳香诸品，殆无其匹。"《食物本草》亦云："主力肺脾，益肝胆，辟邪恶之气，食之芳香甘美，令人神爽。"凡肝气郁结，胸闷不舒等症者，皆可做茶用之。近年发现，玫瑰花还有醒神、强壮、美容的效果，能减轻高血脂及心脏病人具有的胸闷、恐惧等症。绿茶的主要药理成分是茶多酚、咖啡因、脂多糖、茶氨酸等；具有提神清心、消食化痰、清心除烦，解毒醒酒、生津止渴等药理作用。两者合用煮沸，以茶饮，共奏舒肝解郁、理气解痛之功。适用于郁证见情绪不宁、善太息、胸胁胀痛、痛无定处者。

（2）郁证见急躁易怒、胸闷肋胀、嘈杂吞酸、口苦咽干、大便秘结者

决明菊花茶

◇ **组成：** 草决明 10 克，菊花 10 克，绿茶 2 克。
◇ **制作方法：** 将草决明研碎，与菊花、茶叶同置杯中，冲入沸水，闷泡 15 分钟后，即可代茶饮用。
◇ **功效：** 泻肝降火通便。
◇ **服用宜忌：** 腹泻、脾胃虚寒者不宜饮用，孕妇慎服。
◇ **按语：** 本方中草决明甘苦咸微寒，气禀轻扬，能升能降，既能清肝明目，又可降火通便。菊花性味甘，微苦寒，能散风清肝。绿茶的主要约埋成分是茶多酚、咖啡因、脂多糖、茶氨酸等；具有提神清心、消食化痰、清心除烦。三味相用，对肝郁化火之性情急躁易怒、头痛、胸闷肋胀、嘈杂吞酸、口苦咽干、大便秘结者最为适宜。若肝火证见面红耳赤、头痛甚者，宜取菊花 100 克，决明子 50 克，钩藤 50 克共为粗末，以纱布分袋，每袋 5 克，然后用沸水冲泡，每次 1 袋，加茶叶 1 克，频饮之。方中菊花、决明子清肝明目；钩藤能清热平肝。三味合用，其清肝明目之效甚佳。

（3）郁证见胸部闷塞、肋痛、咽如有异物咯不出咽不下者

绿梅桂皮茶

◇ **组成：** 绿茶 20 克，梅花 12 克，桂花 3 克，干橘皮 6 克。
◇ **制作方法：** 将绿茶、梅花、桂花、干橘皮洗净同置杯中，冲入沸水，闷泡 15 分钟后，即可代茶饮用。
◇ **功效：** 疏肝和胃，化痰逐饮。
◇ **服用宜忌：** 腹泻、脾胃虚寒者不宜饮用，孕妇慎服。
◇ **按语：** 此茶方中绿茶叶苦甘凉，可化痰消食，且又能清头目提精神；橘皮辛苦温，功专燥湿化痰、理气醒脾；白梅花功善疏肝和胃、行气化痰；桂花能化痰、散瘀；四味同用，对精神抑郁、痰滞胸闷、咽中如物梗塞者尤为

适宜。

（4）郁证见胸部闷塞、胁痛嗳气、咽中似有气结之感者

竹茹枣仁茶

◇ **组成：** 竹茹5克，炒酸枣仁5克，绿茶2克。

◇ **制作方法：** 将竹茹、炒酸枣仁共为粗末，纱布分袋，每袋5克。每取1袋，加茶叶1克，同置杯中，冲入沸水，闷泡15分钟，去渣取汁，即可代茶饮用。

◇ **功效：** 养血宁心，疏肝和胃，化痰逐饮。

◇ **服用宜忌：** 腹泻、脾胃虚寒者不宜饮用，孕妇慎服。

◇ **按语：** 本方中酸枣仁含多量脂肪油和蛋白质，并含甾醇、三萜类、酸枣仁皂苷、多量维生素C。具有镇静、催眠、镇痛、抗惊厥作用；有一定的降压作用；炒后益肝血而宁心神之力更专。竹茹清化热痰而除烦。绿茶的主要药理成分是茶多酚、咖啡因、脂多糖、茶氨酸等；具有提神清心、消食化痰、清心除烦的作用。三味合用，共奏养血宁心、疏肝和胃、化痰逐饮之功。对于郁证见胸部闷塞、胁痛、咽如有异物咯不出咽不下者，最宜选用此品。

（5）郁证见烦躁易怒，胸胁满闷、刺痛者

丹香菊茶

◇ **组成：** 丹参6克，香附5克，菊花4克，绿茶适量。

◇ **制作方法：** 将丹参、香附、菊花共为粗末，纱布分袋，每袋5克。每取1袋，加茶叶1克，同置杯中，冲入沸水，闷泡15分钟，去渣取汁，即可代茶饮用。

◇ **功效：** 养血宁心，疏肝和胃，化痰逐饮。

◇ **服用宜忌：** 腹泻、脾胃虚寒者不宜饮用，孕妇慎服。

◇ **按语：** 方中丹参苦，微寒，入心、肝经。具有活血散淤、消肿止血、消炎止痛、调经止痛、扩张冠状动脉、改善心肌缺血状况、降低血压、安神静心、降血糖和抗菌等功效，对胸腹刺痛，热痹疼痛，疮疡肿痛，心烦不眠等

病证有一定的疗效。香附、菊花解郁、清热、行气滞、化血瘀。四味同用共奏养血宁心、疏肝和胃、化痰逐饮之功。对郁证见烦躁易怒、胸胁满闷、刺痛者尤宜。

（6）郁证见多思善疑、头晕神疲、心悸胆怯、失眠健忘、纳差、面色不华者

建兰合欢茶

◇ **组成：** 绿茶 30 克，建兰花 10 克，合欢花 5 克。

◇ **制作方法：** 将绿茶、建兰花、合欢花共为粗末，纱布分袋，每袋 5 克。取 1 袋，同置杯中，冲入沸水闷泡 15 分钟，去渣取汁，代茶饮用。

◇ **功效：** 理气舒郁，清心宽中。

◇ **服用宜忌：** 腹泻、阴虚津伤者不宜饮用，孕妇慎服。

◇ **按语：** 建兰花辛、平。归心、脾、肺经。具有理气、宽中、明目之功。用于治久咳，胸闷，腹泻，青盲内障。《纲目拾遗》："素心建兰花除宿气，解郁。蜜渍青兰花点茶饮，调和气血，宽中醒酒。黄花者名蜜兰，可以止泻。色黑者名墨兰，治青盲最效。"合欢花含有合欢苷、鞣质，解郁安神，滋阴补阳，理气开胃，活络止痛，用于心神不安、忧郁失眠。治郁结胸闷，失眠，健忘，风火眼，能安五合欢花脏，和心志，悦颜色，有较好的强身、镇静、安神、美容的作用，也是治疗神经衰弱的佳品。也具有清热解暑，养颜祛斑解酒等功效。绿茶具有提神清心、消食化痰、清心除烦的功效。三者合用共奏理气舒郁，清心宽中之功。适用于郁证见多思善疑、头晕神疲、心悸胆怯、失眠健忘、纳差、面色不华者。

◇ **附加资料：**

抑郁症：当一个人情绪低落，感到忧郁或沮丧时，一般都意味着他因令人困惑不安之事受到伤害感到失望和难受。

长期的疲劳和厌倦感，接二连三的失意都有可能是潜在抑郁症的症状。甚至还有证据表明，一些过分好动的儿童将来可能会是潜在抑郁症患者。

抑郁症患者感觉自己失落了一些很重要的东西，尽管往往不是这样。由于这种失落感，抑郁的人进而又假想自己是一个失意者，而且永远是一个失意者，从而认定自己是个无用之人，也许不适合活在这个世上，甚至会想到

自杀。

很多抑郁症严重的人企图自杀。因此叮以认为，抑郁症是严重致命的精神病。当然，不是所有患抑症的人都想自杀，想自杀的人也不一定都是患抑郁症，它们之间的关系是值得注意的。据估计，自杀者中有75%的人曾患严重的抑郁症。住院治疗的抑郁症病人企图自杀的可能性是非抑郁症病人的36倍。最大风险期是在住院治疗期或出院不久。抑郁症患者40岁之后自杀的可能性会增大。女性抑郁症患者几乎是男性的两倍，女性想自杀的也是男性的两倍。不过男性自杀的成功率是女性的3倍。

抑郁症是一种悲剧前奏，它常常导致家庭破裂，破坏友谊和事业，以致毁灭生活。

九 感冒

◇ 1. 概述

感冒，俗称伤风，根据发病季节或症状不同，中医通常分为风寒感冒和风热感冒两大类型。风寒感冒多表现为发热怕冷、头疼、全身痛、鼻塞流清涕、咳嗽、痰为白黏痰、舌苔薄白；风热感冒者多有发热不怕冷、头痛、咽喉疼、咳嗽痰为黄稠脓性痰、舌苔微黄为主的症状。感冒四时皆有，冬季多属风寒、春季多属风热、夏季多挟暑湿、秋季多兼燥气、梅雨季节挟湿邪等。

我国古代有用茶叶防治感冒的经验配方，据史料记载，如宋代陈师文《和剂局方》中有"川芎茶调散"，清代恬素《拨萃良方》的"天中茶"加减成"午时茶"，以及李东垣的"清空膏"等，至今已广泛用于治疗感冒。

茶叶何以能治感冒，是因含多种成分综合作用的结果，如咖啡因、茶碱均有利尿清热作用；茶多酚有抑菌、杀菌作用；儿茶素可治偏头痛；维生素C有增强体质、抗感染的功效。

◇ **2. 辨证分型药茶**

（1）感冒见头痛无汗、四肢疼痛、鼻塞声重、流清涕、咳嗽者

葱白生姜红糖茶

◇ **组成：** 葱白 15 克，生姜 9 克，红糖 25 克。

◇ **制作方法：** 将葱头、生姜洗净及切片，与红糖同放入砂壶，加水适量，煎沸 10 分钟，取汁趁热茶饮用。饮后宜盖被微汗。

◇ **功效：** 发汗解表，温中和胃。

◇ **服用宜忌：** 多汗、温病、阴虚体质、肝病者不宜饮用，孕妇慎服。

◇ **按语：** 葱白微辛、温，归肺、胃经。《本草经疏》："葱白，辛能发散，能解肌，能通上下阳气，故外来怫郁诸证，悉皆主之。伤寒寒热，邪气并也；中风面目肿，风热郁也；伤寒骨肉痛，邪始中也。喉痹不通，君相二火上乘于肺也，辛凉发散，得汗则火自散而喉痹通也。肝开窍于目，散肝中邪热，故云归目。除肝邪气，邪气散则正气通，血自和调而有安胎安中利五脏之功矣。其曰益目睛，杀百药毒者，则是辛润利窍而兼解散通气之力也。"生姜辛、微温，归肺脾胃经。《名医别录》："味辛，微温。主治伤寒头痛、鼻塞、咳逆上气，止呕吐。又云：去痰，下气，止呕吐，除风邪寒热。久服小志少智，伤心气。"二者与红糖合用共奏发汗解表、温中和胃之功，适用于感冒见头痛无汗、四肢疼痛、鼻塞声重、流清涕、咳嗽者。

（2）感冒见身热，微恶风，汗泄不畅，头胀痛，咳嗽，痰黏或黄，咽燥或肿痛，鼻塞，流黄浊涕，口干欲饮者

桑菊竹叶茶

◇ **组成：** 桑叶、菊花各 5 克，竹叶、白茅根各 30 克，薄荷 3 克，白糖 10 克。

◇ **制作方法：** 将上述药放入杯内，开水浸泡 10 分钟，或在火上煎煮 5 分钟，入糖即可，频频饮用。

◇ **功效：** 清热疏风，解表透汗。

◇ **服用宜忌：** 脾胃虚寒、肺虚咳嗽、阴虚发热多汗者不宜饮，孕妇慎服。

◇ **按语：** 桑叶味苦，甘，性寒。归肺、肝经。《新编中药志》："味苦、甘、性寒。有散风清热、清肺润燥、凉血明目功能。用于风热感冒、肺热咳嗽、头痛、头昏、目赤、眩晕、血热吐血。"古籍认为菊花味甘苦，性微寒，具有疏散风热、平抑肝阳、清肝明目、清热解毒的功效。现代研究认为，菊花含有多种营养物质，具有抗菌、抗病毒、解热、抗衰老等作用。中医认为薄荷：性凉味辛，有宣散风热、清头目、透疹之功，薄荷叶具有医用与食用双重功能。竹叶清心火，除烦热，利小便。治热病口渴，心烦，小便赤涩，淋浊，口糜舌疮，牙龈肿痛。治热病口渴，心烦，小便赤涩，淋浊，口糜舌疮，牙龈肿痛。《本草纲目》："竹叶去烦热，利小便，清心。白茅根凉血，止血，清热，利尿。治热病烦渴，吐血，衄血，肺热喘急，胃热哕逆，淋病，小便不利，水肿，黄疸。"《本经》："主劳伤虚羸，补中益气，除瘀血、血闭寒热，利小便。"疏散风热的药一起饮用。白糖是由甘蔗和甜菜榨出的糖蜜制成的精糖。色白干净，甜度高。白糖性平，味甘，润肺生津、补中益气、清热燥湿、化痰止咳，解毒醒酒、降浊怡神；可用于治疗中虚脘痛、脾虚泄泻、肺燥咳嗽、口干燥渴以及脚气、疥疮、盐卤中毒、阴囊湿疹等病症。此外，白糖有抑菌防腐的作用。五药与白糖合用共奏清热散风、解表透汗之功。适用于感冒见身热，微恶风，汗泄不畅，头胀痛，咳嗽，痰黏或黄，咽燥或肿痛，鼻塞，流黄浊涕，口干欲饮者。

（3）感冒见身热，微恶风寒，汗少，肢体酸重或疼痛心烦口渴，或口中黏腻，渴不多饮，胸闷脘痞，泛恶，腹胀，大便溏小便短赤者

羌活芩芷茶

◇ **组成：** 羌活 30 克，黄芩 15 克，白芷 12 克。

◇ **制作方法：** 将羌活、黄芩、白芷三药清水洗净，加入茶壶 500 毫升水煮沸，去渣取汁后，代茶饮用，不拘时代茶温。每日 1 剂。

◇ **功效：** 散寒解表，清热除湿，祛风

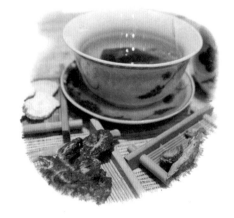

通窍。

◇ **服用宜忌：** 脾胃虚弱者、阴血亏虚者慎用，血虚痹痛忌服。

◇ **按语：** 此方外感风寒余邪未尽入里化热引起的头疼、流鼻涕具有很好的治疗效果。羌活散表寒，祛风湿，利关节。治感冒风寒，头痛无汗，风寒湿痹，项强筋急，骨节酸疼，风水浮肿，痈疽疮毒。《药性论》："治贼风、失音不语，多痒血癞，手足不遂，口面歪邪，遍身顽痹。白芷散风除湿，通窍止痛，消肿排脓。用于感冒头痛，眉棱骨痛，鼻塞，鼻渊，牙痛，白带，疮疡肿痛。"《纲目》："治鼻渊、鼻衄、齿痛、眉棱骨痛，大肠风秘，小便出血，妇人血风眩晕，反胃吐食；解砒毒，蛇伤，刀箭金疮。黄芩泻实火，除湿热，止血，安胎。治壮热烦渴，肺热咳嗽，湿热泻痢，黄疸，热淋，吐、衄、崩、漏，目赤肿痛，胎动不安，痈肿疔疮。"《本经》："主诸热黄疸，肠澼，泄利，逐水，下血闭，（治）恶疮，疽蚀，火疡。"三药合用共奏散寒解表，清热除湿，祛风通窍之功。适用于感冒身热，微恶风寒，汗少，肢体酸重或疼痛心烦口渴；或口中黏腻，渴不多饮，胸闷脘痞，泛恶，腹胀，大便溏小便短赤者。

十 尿路感染

◇ 1. 概述

尿路感染属中医学"淋证"范畴。淋证是指小便频急、淋沥不尽、尿道涩痛、小腹拘急、痛引腰腹为特征的一类病症。临床表现为尿频、尿痛、尿急、排尿不畅、下腹不适等，淋证的病位在膀胱与肾，与肝脾相关。基本病机为湿热蕴结下焦，肾与膀胱气化不利。病理因素主要为湿热之邪。病理性质有实、有虚，且每见虚实夹杂之证。病理演变：初起多属实证。淋久湿热伤正，每致脾肾两虚，由实转虚。如邪气未尽，正气渐伤，或虚体受邪，则成虚实夹杂之证。

中医治疗原则是首先查明原因，然后分别实则清利、虚则补益为淋证的基本治则。实证以膀胱湿热为主者，治宜清热利湿；以热灼血络为主者，治以凉血止血；以砂石结聚为主者，治以通淋排石；以气滞不利为主者，治以利气疏导。虚证以脾虚为主者，治以健脾益气；以肾虚为主者，治宜补虚益肾。

西医认为泌尿系的肾盂、输尿管、膀胱和尿道，统称为尿路。这些部位如果发生感染性病变，或在尿内持续有细菌快速地繁殖，并伴有尿频、尿急、尿痛等症状时，则称为尿路感染。尿路是人体的"下水道"，保持清洁、通畅，就可避免发生感染。饮茶可起到这种作用。

◇ 2. 辨证分型药茶

（1）尿路感染见心烦口渴，小便短赤淋沥涩痛不通者

竹叶茶

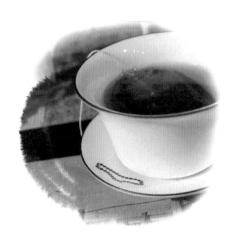

◇ **组成：** 竹叶 10 克，茶叶 5 克。

◇ **制作方法：** 将竹叶、茶叶清洗干净，加入茶壶 500 毫升水，煮沸，闷泡 10 分钟，去渣取汁，代茶饮用。

◇ **功效：** 清热泻火，利尿通淋。

◇ **服用宜忌：** 阴虚火旺、潮热骨蒸者忌用，孕妇慎服。

◇ **按语：** 竹叶清心火，除烦热，利小便。治热病口渴，心烦，小便赤涩，淋浊，口糜舌疮，牙龈肿痛，清心火，除烦热，利小便。治热病口渴，心烦，小便赤涩，淋浊，口糜舌疮，牙龈肿痛。《本草纲目》："竹叶去烦热，利小便，清心。绿茶具有药理作用的主要成分是茶多酚、咖啡因、脂多糖、茶氨酸等。现代研究证实，绿茶确实含有与人体健康密切相关的生化成分，具有提神清心、消食化痰、清心除烦、生津止渴、降火明目、止痢除湿等药理作用。两药合用共奏清热泻火、利尿通淋之功。适用于尿路感染见心烦口渴、小便短赤淋沥涩痛不通者。

（2）尿路感染见小便淋沥、茎中涩痛或不通畅伴结石者

海金姜草茶

◇ **组成：** 海金砂60克，绿茶30克，生姜6克，甘草6克。

◇ **制作方法：** 将海金砂、绿茶共研细末，与生姜甘草一同加入茶壶，注入清水300毫升，煮沸，闷泡10分钟，去渣取汁，代茶饮用。

◇ **功效：** 清热利尿，通淋排石。

◇ **服用宜忌：** 阴虚火旺、潮热骨蒸者忌用，孕妇慎服。

◇ **按语：** 海金砂甘、寒。归小肠、膀胱经。海金沙甘淡利尿，寒可清热，其性下降，善清小肠、膀胱湿热，功专利水，为治淋症要药，对热淋茎中痛尤为有效。《本草纲目》："治湿热肿满、小便热淋、膏淋、石淋、茎痛，解热毒气。"现代研究表明海金砂含脂肪油。煎剂对金黄色葡萄球菌、铜绿假单胞菌、福氏痢疾杆菌、伤寒杆菌等，均有抑制作用。绿茶具有药理作用的主要成分是茶多酚、咖啡因、脂多糖、茶氨酸等。绿茶中的咖啡因，通过肾促进尿液中水的滤出率来利尿，同时通过刺激膀胱来加快排尿。绿茶具有提神清心、消食化痰、清心除烦、解毒醒酒、生津止渴、降火明目、止痢除湿等药理作用。适量生姜甘草调和药性。四药合用共奏清热利尿、通淋排石之功。适用于尿路感染见小便淋沥涩痛或不通畅伴结石者。

（3）尿路感染见小便淋沥不通畅伴血尿者

栀子花茶

◇ **组成：** 栀子花5克、绿茶10克。

◇ **制作方法：** 将栀子花、绿茶清洗干净，一同加入茶壶，注入清水500毫升，煮沸，闷泡5分钟，去渣取汁，代茶饮用。

◇ **功效：** 清热解毒止血，利尿消炎降压。

◇ **服用宜忌：** 脾虚便溏者、肾阳

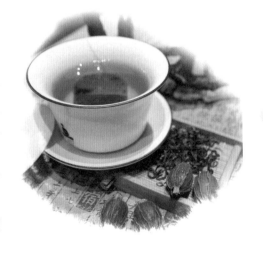

第四篇 茶疗祛疾保健康

不足者忌服，孕妇慎服。

◇ **按语：** 栀子花性寒味甘苦入肺、肝经。现代药理研究认为栀子花含有三萜成分栀子花酸 A、B 和子酸。含挥发油包括乙酸苄酯、乙酸芳樟酯另含色素苷、木蜜醇等。另外还含有碳水化合物、蛋白质、粗纤维及多种生素。现代主要用于疮肿毒肠风下痢、血热妄行等病症。《闽东本草》中用鲜栀子二两冰糖一两煎服，治疗尿淋血淋，效果明显。绿茶具有消食化痰、清心除烦、解毒醒酒、生津止渴、降火明目、止痢除湿等药理作用。两药合用共奏清热解毒止血、利尿消炎降压之功。适用于尿路感染见小便淋沥不通畅伴血尿者。

（4）尿路感染见小便淋沥不通畅伴尿色白如米泔者

通草茶

◇ **组成：** 通草 3 克，灯芯草 3 克，绿茶 3 克，白茅根 30 克。
◇ **制作方法：** 将通草、灯芯草、白茅根清洗干净，与绿茶一同加入茶壶，注入清水 500 毫升，煮沸，闷泡 15 分钟，去渣取汁，代茶饮用。
◇ **功效：** 清热通淋，利尿消炎。
◇ **服用宜忌：** 脾虚便溏者、肾亏滑泄者忌服，孕妇慎服。
◇ **按语：** 方中通草性味甘淡、凉，能清热利尿，是治热淋的常用药。灯芯草性味甘寒，能清心降火、利尿通淋。白茅根能清热利尿，凉血止血。再合绿茶之清利，共奏清热利尿通淋之功。其中灯芯草在《医学启源》中谓其："通阴窍涩，利小水，除水肿，治五淋。"并能通利小肠热气，使之下行从小便而出。此方药性和平，且无异味，易为患者服。四物合用共奏清热通淋、利尿消炎之功。适用于尿路感染见小便淋沥不通畅伴尿色白如米泔者。

（5）尿路感染见小便微赤涩，淋沥不已，腰膝酸软，时作时止者

鲜苦瓜茶

◇ **组成：** 鲜苦瓜 200 克、绿茶 5 克。
◇ **制作方法：** 把鲜赤色苦瓜上端切开，去瓤，装入绿茶，阴干后，将外部

洗净，擦干，连同茶叶切碎，和匀。每取 10 克，放入保温杯中，以沸水冲泡，盖严温浸半小时，去渣取汁，代茶饮用。

◇ **功效：** 滋肝补肾，祛热解乏。

◇ **服用宜忌：** 脾胃虚寒者忌服，孕妇慎服。

◇ **按语：** 苦瓜味苦、无毒、性寒，入心、肝、脾、肺经，具有清暑解渴、降血压、血脂，清热解毒的作用。被用于中暑发热，牙痛，肠炎，痢疾，便血；外用治痱子，疔疮疖肿。成熟苦瓜色赤更偏于滋肝补肾，祛热邪，解劳乏。李时珍《本草纲目》提到，苦瓜具有"除邪热、解劳乏、清心明目、益气壮阳"之功效。王孟英的《随息居饮食谱》说："苦瓜清则苦寒；涤热，明目，清心。可酱可腌。——中寒者（寒底）勿食。熟则色赤，味甘性平，养血滋肝，润脾补肾。"即是说瓜熟色赤，苦味减，寒性降低，滋养作用显出，与未熟时相对而言，以清为补之。其实吃苦瓜以色青未黄熟时才好吃，更取其清热消暑功效。现代药理研究发现，苦瓜具有明显的降血糖作用，对糖尿病有一定疗效。它还有一定的抗病毒能力和防癌的功效。绿茶具有消食化痰、清心除烦、生津止渴、降火明目、除湿等药理作用。应用绿茶水治疗尿路感染有效，一是由于茶水有抗菌、杀菌作用。抗菌试验证实：绿茶冲泡液对伤寒杆菌、痢疾杆菌、金黄色葡萄球菌、大肠杆菌、变形杆菌、铜绿假单胞菌等均有抑制作用。主要是茶多酚中没食子儿茶素的效果。两者合用共奏滋肝补肾、祛热邪解劳乏之功。适用于尿路感染见小便不甚赤涩，淋沥不已，腰膝酸软，时作时止者。

 # 十一　慢性咽炎

◇ **1. 概述**

慢性咽炎为咽部黏膜、黏膜下及淋巴组织的弥漫性炎症，常为上呼吸道炎症的一部分，多见于成年人，病程长，症状顽固，较难治愈。常因急性咽炎反复发作、鼻炎、鼻窦炎的脓液刺激咽部，或鼻塞而张口呼吸，导致慢性咽炎的发生。另外，与某些不明原因的疾病或症状，如内分泌紊乱、胃肠功能失调、风湿性关节炎、长期低热、头痛、头晕、口臭及嗅觉不灵等密切相关。慢性单纯性咽炎发作时咽部可有各种不同的感觉，如异物感、干燥、灼热、微痛等；咽分泌物增多，黏稠，故常有清嗓动作，吐白色黏痰，严重者可引起刺激性咳嗽及恶心，呕吐。咽部检查见黏膜弥漫性充血，血管扩张，色暗红，附有少量黏稠分泌物，悬雍垂肿胀或松弛延长。本病是以咽部红肿疼痛，或干燥、异物感，咽痒不适等为主要表现的咽部疾病。

茶水有抗菌、杀菌作用。抗菌试验证实：绿茶冲泡液析出的茶多酚中没食子儿茶素对伤寒杆菌、痢疾杆菌、金黄色葡萄球菌、大肠杆菌、变形杆菌、铜绿假单胞菌等均有抑制作用。咽部疾病可参考茶饮治疗。

◇ 2. 辨证分型药茶

（1）慢性咽炎见微痒微痛，咽部有异物感，恶心，干呕者

利咽茶饮

◇ **组成：** 金银花、麦冬、木蝴蝶、胖大海、生甘草各 5 克。

◇ **制作方法：** 把上药捣碎混匀，每日 3 次，每次服 15 克左右，放入保温杯中，以沸水冲泡，盖严温浸半小时，去渣取汁，代茶饮用。

◇ **功效：** 清热利咽，滋阴润肺。

◇ **服用宜忌：** 风寒感冒，胃寒体虚者不宜饮用。对本品过敏者禁用，过敏体质者慎用。

◇ **按语：** 金银花、麦冬、木蝴蝶、胖大海均属寒凉性质，具有清热滋阴润肺利咽功效。胖大海，亦名安南子，性味甘寒，归肺、大肠经。有清肺利咽、清肠通便之功，是治疗咽喉疼痛、语音嘶哑的要药。另外现代药理研究表明金银花麦冬具有抗疲劳提高免疫力作用，金银花、木蝴蝶有降脂作用，胖大海有降压作用，故较适用于伴有高血脂高血压患者。共用优势互补，加强功效。适用于慢性咽炎见微痒微痛、咽部有异物感、恶心、干呕者。

（2）慢性咽炎见咽干口燥、声音沙哑者

橄榄海蜜茶

◇ **组成：**橄榄 3 克，胖大海 20 枚，绿茶 3 克，蜂蜜 1 匙。

◇ **制作方法：**把上药捣碎混匀，每日 3 次，每次服 15 克左右，放入保温杯中，以沸水冲泡，盖严温浸半小时，去渣取汁，代茶饮用。

◇ **功效：**清热润燥，利咽开音。

◇ **服用宜忌：**脾胃虚寒，大便溏薄者不宜饮用。孕妇慎用。

◇ **按语：**方中橄榄清热解毒，化痰利咽。胖大海清肺利咽，《本草正义》说它"善于开宣肺气，并能通泄皮毛"，"开音治暗，爽嗽豁痰"。上二味均为治咽喉疾病之要药。绿茶既能解毒降火，又能生津润喉。蜂蜜解毒润肺，《本经》说它"安五脏诸不足，益气补中，止痛，解毒，除众病，和百药。"《本草纲目》说："蜂蜜入药之功有五：清热也；补中也；解毒也；润燥也；止痛也。"诸药合用，清热润燥，利咽开音，确为疗慢性咽喉炎见咽干口燥、声音沙哑的良好茶剂。

（3）慢性咽炎见微恶风寒、头痛、咽痛者

桑菊杏仁茶

◇ **组成：**桑叶 10 克，菊花 10 克，杏仁 10 克，冰糖适量。

◇ **制作方法：**将杏仁捣碎后，与桑叶、菊花、冰糖共置保温瓶中，加沸水冲泡，盖盖闷约 15 分钟后，去渣取汁，代茶饮用，每天 1 剂。

◇ **功效：**清热疏风、祛痰利咽。

◇ **服用宜忌：**慢性咳嗽，痰黄稠厚者忌用。孕妇慎用。

◇ **按语：**方中桑叶、菊花能疏散肌表风热，一般风热感冒、初起发热、微恶风寒、头痛、咽痛者多用之。近代药理研究表明，桑叶对金黄色葡萄球菌、乙型溶血性链球菌、白喉杆菌均有较强的抗菌作用。菊花对多种致病菌以及流感病 PR8 和钩端螺旋体均有一定抑制作用。临床研究亦表明，鲜杭菊制剂及桑菊复方，治疗上述病症总有效率约为 80%，并具有预防意义。本方配以苦杏仁祛痰止咳，冰糖甘寒凉润，共奏疏风清热、宣肺止咳之功效。诸药合用，清热疏风、化痰利咽，适用于慢性咽喉炎见微恶风寒、头痛、咽痛者。

（4）慢性咽炎见闻烟咳嗽、咽痛失音、大便秘结者

罗汉果茶

◇ **组成：** 罗汉果一个，蜂蜜1匙。

◇ **制作方法：** 把罗汉果切碎，放入保温杯中，以沸水冲泡，盖严温浸15分钟，去渣取汁，代茶饮用。每日1~2次，每次一个。

◇ **功效：** 清肺化痰、润喉开音。

◇ **服用宜忌：** 体寒或风热咳嗽者不宜饮用。

◇ **按语：** 罗汉果性凉，味甘。归肺、大肠经。清热润肺，止咳，利咽，滑肠通便。中医药学认为，罗汉果味性凉甘酸，具有生津止咳、清热凉血、排毒、润肺化痰及延年益寿等功效，对咳嗽痰热、咽喉肿痛、大便秘结、消渴烦躁等病症有良好的治疗效果。现代药理研究发现罗汉果营养成分主要含有：蛋白质7.2%，粗蛋白质9%（因产地不同略有差异）；罗汉果甜苷（比砂糖甜300倍的物质——三萜苷类）果糖约14%及D-甘露糖（鲜果含量）0.08%。现被广泛用于肺火燥咳，咽痛失音，肠燥便秘。蜂蜜具有清热解毒、补中润燥止痛之功。两药合用清肺化痰、润喉开音，适用于慢性咽炎见闻烟咳嗽、咽痛失音、大便秘结者。建议吸烟人士，被动吸二手烟人士，教师，环境尘度大的人士经常饮用。

（5）慢性咽炎见咽部干痛或刺痛，干燥灼热，喉间梗塞感，舌质紫暗或舌边有瘀点者

山楂利咽茶

◇ **组成：** 生山楂20克，丹参20克，夏枯草15克。

◇ **制作方法：** 先用清水将生山楂、丹参、夏枯草清洗干净，一同放入茶壶中，以煮沸，盖严温浸15分钟，去渣取汁，代茶饮用。

◇ **功效：** 活血散结，清热利咽。

专家教您正确用药茶

◇ **服用宜忌：** 孕妇忌用。

◇ **按语：** 山楂酸甘，微温，入脾、胃、肝经，具有消食积，散瘀血，驱绦虫的功效。丹参味苦，微寒，归心、肝经，具有活血祛瘀，通经止痛，清心除烦，凉血消痈的功效。夏枯草辛、苦，寒，归肝、胆经，具有清热泻火，明目，散结消肿的功效。此外，山楂有消食开胃之功，此饮品有助于提高食欲，饮食无碍则气血生化无尽。三者共用其性通降，泻火祛瘀，瘀去则血气行通畅。适用于慢性咽炎见咽部干痛或刺痛，干燥灼热，喉间梗塞感，舌质紫暗或舌边有瘀点者。

十二 高尿酸血症

◇ 1. 概述

本病可分原发性和继发性两大类，原发性者病因除少数由于酶缺陷引起外，大多未阐明，常伴高脂血症、肥胖、糖尿病、高血压病、动脉硬化和冠心病等，属遗传性疾病。继发性者可由肾脏病、血液病及药物等多种原因引起。

高尿酸血症是痛风的重要标志，当尿酸生成增多或（和）尿酸排出减少时，均可引起血中尿酸盐浓度增高。尿酸是人类嘌呤代谢的最终产物，血尿酸盐浓度和嘌呤代谢密切相关。嘌呤代谢的反馈调节及尿酸合成途径。

高尿酸血症病因：

主要病因：因体内尿酸生成过多和（或）排泄过少所致。

（1）**尿酸生成过多：** 高尿酸血症人体内尿酸有两个来源，从富含核蛋白的食物中核苷酸分解而来的属外源性；从体内氨基酸、磷酸核糖及其他小分子化合物合成和核酸分解代谢而来的属内源性。对高尿酸血症的发生，内源性代谢紊乱较外源性因素更为重要。同位素示踪研究正常人体内尿酸池平均为1200毫克，每天产生约750毫克，排出500～1000毫克，约2/3经尿排泄，另1/3由肠道排出，或在肠道内被细菌分解。在正常人体内，在血循环中 99% 以上以尿酸钠盐（简称尿酸盐）形式存在，血清尿酸盐波动于较窄的范围，据国内资料，男性平均为 5.7 毫克 / 分升，女性 4.3 毫克 / 分升。

（2）尿酸排泄过少：有一小部分原发性痛风患者，尿酸的生成并不增加，高尿酸血症的形成主要是由肾脏的清除减退所致。肾脏对尿酸盐的排泄是一个复杂的过程，尿酸盐可自由透过肾小球，但滤过的尿酸盐几乎完全被近曲小管所吸收（分泌前再吸收），而后肾小管分泌尿酸盐，分泌后的尿酸盐又有部分被吸收（分泌后再吸收）。当肾小球的滤过减少，或肾小管对尿酸盐的再吸收增加，或肾小管排泄尿酸盐减少时，均可引起尿酸盐的排泄减少，导致高尿酸血症。

茶叶是碱性的，绿茶冲泡液对伤寒杆菌、痢疾杆菌、金黄色葡萄球菌、大肠杆菌、变形杆菌、铜绿假单胞菌等均有抑制作用。可以帮助降低血尿酸，碱化尿液。高尿酸血症可鉴于饮茶辅助治疗。

◇ 2. 辨证分型药茶

（1）高尿酸血症见消化不良，脘腹痞满，嗳气者

陈皮茶

◇ **组成：** 陈皮 10 克，绿茶 3 克，白糖 10 克。

◇ **制作方法：** 先取杯放入茶叶，用开水泡开，然后过滤。另取杯，将陈皮撕成小块放入杯中，用开水冲泡，然后将杯子盖严，使味进入水中。陈皮液过滤加白糖，与茶叶混合，冷却后放入冰箱内即成。用法：佐餐食用。

◇ **功效：** 顺气健胃，降低尿酸。

◇ **服用宜忌：** 脾胃虚寒者慎用，孕妇忌用。

◇ **按语：** 本茶佐餐食用。陈皮味辛、苦，性温；归脾、胃、肺经；气香宣散，可升可降具有理气和中，燥湿化痰，利水通便的功效。《日用本草》："橘皮，能散能泻，能温能补，能消膈气，化痰涎，和脾止嗽，通五淋。"现代研究表明绿茶是碱性的，可以帮助降低血尿酸，碱化尿液。白糖适量可抑制茶叶的苦味。三者合用，经先热再冰箱冷却后，共同发挥顺气健胃，降低尿酸的作用。适用于痰浊阻滞型痛风，以及消化不良、脘腹痞满、嗳气者。

（2）高尿酸血症见多个关节红肿热痛，兼有发热、恶风、口渴、烦闷不安者

苦瓜茶

◇ **组成：**苦瓜 1 个（约 200 克），绿茶 3 克。

◇ **制作方法：**将苦瓜上端切开，挖去瓜瓤，装入绿茶，挂在通风处阴干，用时取下洗净，连同茶叶切碎，混匀，装瓶保存，每次取 10 克，沸水冲泡，闷约 20 分钟。用法：佐餐食用。

◇ **功效：**清心除烦、清热明目，降低尿酸。

◇ **服用宜忌：**脾胃虚寒者慎用，孕妇忌用。

◇ **按语：**苦瓜味苦、性寒，入心、肝、脾、肺经。具有清暑解渴、降血压、血脂清热解毒的功效。内用于中暑发热，牙痛，肠炎，痢疾，便血；外用治痱子，疗疮疖肿。成熟苦瓜色赤更偏于滋肝补肾，祛热邪，解劳乏。李时珍《本草纲目》中讲到，苦瓜具有"除邪热、解劳乏、清心明目、益气壮阳"之功效。现代药理研究发现，苦瓜具有明显的降血糖作用，对糖尿病有一定疗效。它还有一定的抗病毒能力和防癌的功效。苦瓜与清利之绿茶合用，佐餐食用，共同发挥清心除烦、清热明目，降低尿酸的作用。适用于高尿酸血症见多个关节红肿热痛，兼有发热、恶风、口渴、烦闷不安者。

（3）高尿酸血症见关节肿胀，缠绵而痛，病久屡发，关节畸形，筋脉拘急，盗汗遗精者

茯苓松子茶

◇ **组成：**白茯苓 30 克，松子仁 30 克，柏子仁 30 克，蜂蜜适量。

◇ **制作方法：**将白茯苓、松子仁、柏子仁分别去杂洗净，茯苓切片，一同放入锅内，旺火烧沸，改用小火煮 1 小时，加蜂蜜煮沸。去渣取汁后，代茶饮用。

◇ **功效：**养心安神，养阴润肺，降低尿酸。

◇ **服用宜忌：**虚寒滑精、气虚下陷者慎用，孕妇忌用。

◇ **按语：**白茯苓甘、淡，平。归心经、肺经、脾经、肾经。主要用于小便

不利；水肿胀满；痰饮咳逆；呕吐；脾虚食少；泄泻；心悸不安；失眠健忘；遗精白浊等。《本草求真》："白茯苓入四君，则佐参术以渗脾家之湿，入六味，则使泽泻以行肾邪之余，最为利水除湿要药。"松子仁甘，温。归大肠、肺经。经现代研究营养分析，松子仁中富含不饱和脂肪酸，如亚油酸、亚麻油酸等，能降低血脂，预防心血管疾病；松子仁中所含大量矿物质如钙、铁、钾等，能给机体组织提供丰富的营养成分，强壮筋骨，消除疲劳，对老年人保健有极大的益处。柏子仁甘，平。归心、肾、大肠经。含大量脂肪油及少量挥发油，并含皂苷。《神农本草经》："柏实，味甘平，主惊悸，安五脏，益气，除风湿痹，久服令人润泽，美色，耳目聪明。"《本草纲目》："养心气，润肾燥，安魂定魄，益智宁神。""柏子仁性平而不寒不燥，味甘而补，辛而能润，其气清香，能透心肾，益脾胃。"三者与含大量葡萄糖、果糖和多种无机盐的蜂蜜合用，共同发挥养心安神、养阴润肺、降低尿酸的作用。适用于高尿酸血症见关节肿胀，缠绵而痛，病久屡发，关节畸形，筋脉拘急，盗汗遗精者。

（4）高尿酸血症见关节肿胀，甚则关节周围漫肿，局部酸麻疼痛，或块瘰硬结不红，伴目眩，面浮足肿，胸脘痞闷者

黄瓜藤茶

◇ **组成：**黄瓜藤 60 克，绿茶 2 克。

◇ **制作方法：**将黄瓜藤洗净，连同茶叶一同放入砂锅中，煮沸约闷 20 分钟。去渣取汁，代茶饮用。

◇ **功效：**清热化痰，降低尿酸。

◇ **服用宜忌：**脾胃虚寒者慎用，孕妇忌用。

◇ **按语：**黄瓜藤性平，味淡，无毒。归心，肺经。具有清热化痰，利湿解毒功效。《四川中药志》："利水、通淋、消胀。"主治痰热咳嗽、癫痫、湿热泻痢、湿痰流注、疮痈肿毒、高血压病等。绿茶具有清心除烦、清热解暑、去腻降脂的作用。二者合用共奏清热化痰、降低尿酸之效。适用于高尿酸血症见关节肿胀，甚则关节周围漫肿，局部酸麻疼痛，或块瘰硬结不红，伴目眩，面浮足肿，胸脘痞闷者。

第五篇

茶言茶语

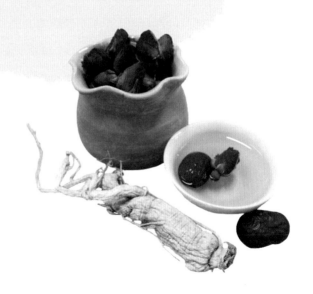

一 历代茶饮诗选

（一）历代茶饮诗选

细数中国茶文化，可谓源远流长，成为世界璀璨文明的重要部分，这与历代咏茶之诗的广为流传也颇有渊源。历朝历代的诗人都热衷于以茶抒情，以茶结友，以茶助兴，璀璨多姿的茶诗也由此兴起。细细品味一首上好的茶诗，正如慢慢品尝一杯香气悠悠的香茗，让人心旷神怡，天然之乐使人回味无穷。

古代茶诗的特点

细数起来，中国历朝历代的茶诗多达数千首，总体归纳起来，中国古代的茶诗共有三个特点。

其一，茶诗的体裁丰富多样，包括五古、七古、五律、七律、五绝、七绝，更有甚者还不乏杂体诗，诸如回文诗、联句诗、宝塔诗等。

其二，就内容而言，虽然都是茶诗，但内容丰富，趣味盎然。有咏物诗，诸如"煎茶诗"、"名茶诗"、"茶具诗"、"饮茶诗"等，尤其是其中的"茶功诗"，对茶的功能进行了详细论述，最具价值。除了咏物诗，还有农事诗，诸如描述采茶、制茶、茶园等一系列与"茶"相关的活动的诗。

其三，茶诗之中的名人佳作璀璨夺目，风格千变万化。唐、五代、宋、元、明、清，历朝历代的文人骚客均不乏流传至今的茶诗佳作，诸如李白、杜甫、白居易、皮日休、杜牧、苏轼、杨万里、黄宗羲、郑板桥、高鹗等。

茶文化与历代茶诗精选

唐朝年间，经济与文化不断繁荣，茶文化也由此应运而生，与此同时，由茶圣陆羽所著的《茶经》也出现了，精神与物质合二为一，极大地推动了茶学的发展。

除此之外，唐朝年间茶文化能大行其道，与禅宗有着千丝万缕的联系。禅宗主张佛在内心，提倡的是众生静心自悟。要达到这等境界，就必须坐禅，既不能吃晚饭，也不能睡觉，但允许僧众喝茶。这是因为茶既有生津解渴之功效，又能破睡醒脑，于禅功有益。

除此之外，唐朝年间诗风盛行，科举考试还要攻诗，为了激起灵感，以至人们还要饮用茶这类提神醒脑之物用于助兴。下面这首郑谷所作的《峡中尝茶》将唐朝年间人们在山谷之间采摘茶叶，细品香茗的情态描绘得淋漓尽致，令人神往。

峡中尝茶

唐 郑谷

簇簇新英摘露光，小江园里火煎尝。
吴僧漫说鸦山好，蜀叟休夸鸟嘴香。
入座半瓯轻泛绿，开缄数片浅含黄。
鹿门病客不归去，酒渴更知春味长。

这首小诗说的正是，清晨采摘下的一簇簇茶芽儿犹自带着露水，在湖北峡州小江园里点上火，煎一壶香茗来品尝。吴国的僧人休要说安徽鸦山的茶水好，四川的老者也莫要夸奖四川的鸟嘴茶最清香。看看你座前那小小半杯小江园的茶水，悠悠然飘散着浅绿，打开茶叶包，你会看见片片嫩黄色的茶叶。沉醉于这香茗的馥郁之中，诗人也不舍离去，醉酒的人更能体味到小江园茶那一份悠长的茶味。

宋朝年间，经济文化繁荣已久，宫廷茶文化也随之应运而生。宋太祖赵匡胤尤其嗜好饮茶。宋朝时，贡茶尤为精致，甚至出现了龙团凤饼，其中以有"前丁后蔡"之称的两个制茶人丁谓、蔡襄最为出名。加之在进贡朝廷之前要先品尝一番茶叶的好坏，在民间又兴起了斗茶的风气，又被称之为茗战。下面一首由苏轼所作的《汲江煎茶》况味悠长，清新纯真。

汲江煎茶

宋 苏轼

活水还须活火烹，自临钓石取深清。
大瓢贮月归春瓮，小杓分江入夜瓶。
雪乳已翻煎处脚，松风忽作泻时声。
枯肠未易禁三碗，坐听荒城长短更。

这首诗歌是苏轼于公元 1100 年被流放在外时所作，大意是：煎茶不仅要用潺潺流动的降水，还要配合吐露着火焰的炭火，我亲自趴在钓鱼石上，去舀江水深处的活水，水越深处越洁净。我用大瓢舀起江月，倒入瓦瓮，我用小勺舀起江水，倒入铜瓶。茶水被煎得如同雪白的乳汁一般，茶脚上下翻卷。那倒茶的声音如同青松在风中摇曳。我这一副空肠哪里禁得住三碗茶水啊！辗转难眠之际，静静听着这荒城深夜里的更声。

元朝年间的统治者是游牧民族，但他们非但不反对饮茶，反而还有不少人对茶水十分青睐。但元朝的蒙古统治者对于宋人繁琐的泡茶之法难以接受，于是泡茶法开始出现。此外，元太祖成吉思汗对道教很重视，一时之间，公观林立于名山之间，道人们也纷纷采茶、制茶、品茶。元人谢宗可所作的《茶筅》就是一首与茶具有关的咏物诗。

茶筅

元 谢宗可

此君一节莹无暇，夜听松风漱玉华。

万缕引风归蟹眼，半瓶飞雪起龙芽。

香凝翠发云生脚，湿满苍髯浪卷花。

到手纤毫皆尽力，多因不负玉川家。

此诗大意是：竹制而成的茶筅莹莹发光，茶水沸腾着，声音如同夜晚松林摇曳的歌声。万缕蒸汽轻轻摇曳，如同被微风吹拂着。茶涛如雪，卷起茶芽，鲜亮动人。茶筅的筅丝上凝聚着缕缕茶叶，如云生脚，又仿佛浸湿了的苍髯卷起层层叠叠的细浪。所有筅丝都竭尽全力，只为了不辜负像玉川那般的饮茶内行。

明朝年间，为了以防劳民伤财，明太祖朱元璋正式废除了团茶，散茶的地位也由此奠定。此外，明朝一些文人墨客不愿与官场同流合污，提倡"以茶雅志"，其代表人物包括素有"吴中四杰"之称的唐伯虎、文徵明、徐祯卿、祝枝山。徐渭是明朝年间著名的书画家、文学家，字文清，改字文长，号天池山人，山阴人。他所作的一首《谢钟君惠石埭茶》流传至今，韵味悠长。

专家教您正确用药茶

118

谢钟君惠石埭茶

明 徐渭

杭客矜龙井，苏人伐虎丘。

小筐来石埭，太守赏池州。

午梦醒犹蝶，春泉乳落牛。

对之堪七碗，纱帽正笼头。

这首诗的大意是：杭州人为家乡盛产的龙井茶而感到骄傲，苏州人则对本乡的产茶地虎丘称赞有加。小筐的石埭茶是钟太守赏赐给池州的。午睡过后，醒来时如同庄周在梦蝶一般，煎茶的春泉如同乳汁一般流淌着。如此美味的香茗怎能不一次喝下七碗呢？啊！正是进入了玉川的喝茶境界，如同纱帽被戴在了头上一般。

到了清朝年间，饮茶的风气更为盛行。乾隆皇帝就算得上是一位品茶的行家里手，当他年事已高，准备让位时，一位大臣劝谏道："国不可一日无君。"乾隆帝诙谐地对答道："君不可一日无茶。"可以说，乾隆帝平素里的一大嗜好就是饮茶、品茶，自然也少不了作几首趣味盎然的茶诗。

坐龙井上烹茶偶成

清 爱新觉罗·弘历

龙井新茶龙井泉，一家风味称烹煎。

寸芽生自烂石上，时节焙成谷雨前。

何必团凤夸御茗，聊因雀舌润心莲。

呼之欲出辨才在，笑我依然文字禅。

乾隆帝偶然所作的这首小诗大意如下：用龙井的泉水来烹龙井的新茶，人们都迭声称赞这烹煎出来的茶水风味独特。小茶树生长在肥沃的土壤中，谷雨前采摘下茶叶，用来烘焙。何必去夸耀宫廷里的团凤名茶，龙井入孔雀舌一般细嫩，已滋润了我的心扉。我真想请来高僧辩才谈论佛经，然而我只能用诗歌来参悟禅理。

茶文化是中国古典文化的精粹，品茶吟诗，风流自在。而这一首首与茶相关的小诗中，不仅体现了诗歌艺术之精妙，又让人们领略到了中国数千年茶史的精彩纷呈。而历朝历代文人骚客在品茶之时那丝丝缕缕偶然天成的小心思也融于诗歌之中，让后人在阅读时会心一笑。

（二）艺术与实用的统一：李渔论饮茶

北宋年间，科举考试日益规范，印刷术也不断完善并普及，读书人的数量与日俱增，甚至在读书人的队伍中还出现了不少平民，他们向往着通过读书这一条通道改换门庭，并晋升到统治阶级之中。然而，毕竟官员的数目有限，可谓粥少僧多，很多人不能依靠走仕途来维持生计，就只能依靠自身所具备的文化知识来谋生，久而久之就渐渐形成了一个新的社会群体，即文人群体，与能够走仕途的文人并称为文人士大夫。

说简单点，文人就是读书人，正可谓"肩不能挑，手不能提"，而当时能依靠文化知识谋取生计的职业又很有限。于是，文人群体之中最有学问的人就成了幕僚，学问没那么好的人们则游走于市井之间，与其他平民百姓争一日之食。与出仕为官的士大夫一样，这些下层文人也为文化的缔造做出了不可磨灭的贡献，尤其是那些游走于市井之间的文人骚客，正是他们缔造并推动了通俗文化与通俗文艺。而李渔正是其中一员。

将艺术融入生活

李渔原名为仙侣，人到中年，更名为渔，字谪凡，号天徒，后改号为笠翁。李渔出生在一个以卖药为生的家庭中，幼年丧父，人到中年饱尝战乱之苦，后来客居于杭州、金陵等地。李渔自幼颇有艺术天赋，诗词歌赋、通俗的戏曲或词曲，乃至小说，李渔无不精通，尤其是在戏曲方面，李渔展现了过人的天赋，有着极强的实践操作力，能自编自导自演。李渔生性浪漫，醉心于生活艺术，对于衣食住行无不用心之至，还有造园叠山的手艺。李渔一生著作等身，将通俗文化与高雅文化巧妙地融合在一起，造诣颇高，通俗文化的品位也由此得到提升和彰显。值得一提的是，李渔匠心独运，将人们一般不甚关心的生活点滴琐碎艺术化，从而升华了生活，诗化了人生。

李渔是一位不折不扣的快乐主义者。在他的心目中，追求快乐乃是人生的第一大目标，甚至超越了对满足生存的物质需求。在李渔的生活理念中，真正快乐而有品位的生活并不在于每日大鱼大肉的极尽奢华，而在于"素"与"雅"二字。

宋朝年间，士大夫提倡"雅"的生活方式。这些舞文弄墨的士大夫热衷于研磨作诗，建筑小园，烹茶品茗，品味素食。随着文人群体的出现，虽然就生活资源而言，他们远远落后于出仕为官的士大夫群体，但仍然乐忠于在生活情趣上效仿士大夫一族。宋朝年间，苏轼可以说是士大夫的领袖人物，他所写的《菜羹赋》中对素食的描写可谓满含诗意，趣味盎然，并巧妙地与安贫乐道联系在一起，吃蔬食素也可以说是一种回归自然、亲近自然的手段。为苏轼所提倡的这种安贫乐道的清贫生活也正是李渔所欣赏并传承的，更何况这与他本人的身份与收入也是匹配的。

正是在这种"素而雅"的生活理念的影响之下，李渔对于生活中的艺术有着别样的领悟，并在饮茶一事上实现了艺术与实用的高度统一。

李渔与茶：艺术与实用的结合

李渔有着极高的文学素养，一生留下了许许多多著作。这位一生清贫的义人骚客既是杰出的文学家，又是烹茶品茗的个中高手，在他的众多文学作品中，时常可以看到与茶有关的描述。

比如说，在《明珠记》一书中就有与煎茶有关的内容。小说中写道，宫女要前往皇陵扫墓，其中一位宫女的未婚夫刚好是她们中途一座驿站中当差的驿官。这位驿官深深地眷念着自己的未婚妻，听说了宫女要去皇陵扫墓的消息，一早就将自己装扮成了一位妇人，在沿途煎茶，等候着未婚妻。最终，二人得以相见。在烹茶与饮茶的过程中，二人炙热的感情不断攀升至新的高点，简简单单的一杯青茗，却成就了一对有情人。

李渔还有一本名为《夺锦楼》的小说，读来亦是趣味盎然。小说中写道，一位鱼行老板与其妻子育有两个娇俏动人的女儿。而夫妻二人却各自打着自己的算盘。鱼行老板盘算着要将女儿嫁给大户人家，而他夫人却想招一位上门女婿来帮扶家中的生意。因为意见相左，夫妻二人如同仇家一般互不理睬，相互之间也不说话，从而导致两个女儿因为一连串的意外误吃了四家的茶水。明末清初，但凡吃了哪家的茶，就意味着接受了那家的聘礼，也由此引发了一系列让人忍俊不禁的故事。

在《闲情偶寄》一书中，李渔还记述了不少与品茶有关的经验。第四卷是"居室部"，其中还专门写了"茶具"这一节，专门论述了如何选择并存放茶具。在李渔看来，在众多泡茶的器具之中，当属阳羡砂壶为最佳。但同一时代的人们却过于钟爱紫砂壶，久而久之，甚至使其脱离了茶饮的行列，李渔对此却不以为然。正如他所说的，"置物但取其适用，何必幽渺其说"。

由此可见，虽然李渔是煎茶、品茗的行家里手，但在他看来，与茶有关的诸多事宜都是生活中的一桩妙事。而在他的著作之中，关于茶事的种种也并非阳春白雪的诸多理论，而是与生活中的点点滴滴联系在一起，从而实现了艺术上的"茶事"与生活中的"茶事"的高度统一。

（三）朱权的茶道精神

在中国漫漫茶史之中不乏名人骚客与茶的故事，既有九五之尊为茶著书立说的轶事，也不乏藩王皇子写茶书、论茶理的佳话。世称为宁王的朱权是明太祖朱元璋的第十六位儿子，他身居高位，却避世写就了一本名为《茶谱》的茶书，提及中国茶史，这本书不可不提。朱权一方面是靖边武将，天资聪颖，颇有武略；另一方面是精通文史的大学者，满腹经纶，才华横溢。最出乎人意料的是，这位出世的皇子还颇具艺术造诣，是一位卓越的音乐家、剧作家、戏剧理论家，同时对于针灸和医药学也颇为热衷。他终其一生著作颇丰，而《茶谱》一书更让他千古留名，成为当之无愧的茶学家。作为一方藩王，为何朱权最终会成为一名出世的艺术家和学者呢，为何会对茶学有如此深厚的了解呢？这一切都引起世人无穷无尽的好奇心与遐想。

朱权与《茶谱》

朱权是明太祖朱元璋的第十六子，号丹丘或涵虚子，精于史学，旁通释老，独具慧心。公元1391年，即洪武二十四年，朱权年仅十四岁就被册封为宁王，成为大宁，也就是今内蒙古喀喇沁旗南大宁故城的藩王。后来，朱权的兄长燕王朱棣将其捉拿，押送至北平软禁。朱棣成功发起政变，问鼎帝王，才释放了朱权，改封为南昌的藩王。从此，朱权远离权力的角逐，韬光养晦，钟情于读书抚琴，不问朝政，而沉浸于著书论说的乐趣之中。朱权嗜好饮茶，以品茗为乐，并著有《茶谱》一书以茶明志。

煎茶法兴起于唐朝，点茶法兴起于宋朝，而泡茶法兴起于明朝年间。倘若说太祖朱元璋废团茶不过是一纸诏书，那么朱权苦心孤诣写就的《茶谱》则可以说是茶事的一本皇家笔记，品茶主张用"散茶"，而茶具也由此"简易化"。朱权将《茶谱》署名为"臞仙"，至于这本茶事著作成书于何时目前尚无明确定论，但人们普遍认为应该是朱权于晚年写成的，也就是1448年他去世的前几年时间内。公元1391年农历九月十六，朱元璋一纸诏书，下令废除团茶，以免劳民伤财。朱权正逢那一年被册封为宁王，到他写作《茶谱》，大概经历了约半个世纪的时间。此后，又过了近半个世纪，吴仕才设计了"供春壶式"。因此，我们不妨将《茶谱》一书视为是太祖下令废除团茶之后半个世纪里的茶事皇家实录。

《茶谱》中的茶道精神

《茶谱》一书共计两千余字，除了绪论部分之外，其后的内容一共分为十六则，分别是品茶、收茶、点茶、熏香茶法、茶炉、茶灶、茶磨、茶碾、茶罗、茶架、茶匙、茶筅、茶瓯、茶瓶、煎汤法、品水。《茶谱》观点鲜明，我们从中不难发现，朱权延续了父亲朱元璋所奉行的废团茶的理念，他在绪论部分写道："盖羽多尚奇古，制之为末，以膏为饼。至仁宗时，而立龙团、凤团、月团之名，杂以诸香，饰以金彩，不无夺其真味。然天地生物，各遂其性，莫若叶茶。烹而啜之，以遂其自然之性也。予故取烹茶之法，末茶之具，崇新改易，自成一家。"对于泡茶所用的茶叶，朱权也有着自己的看法，最好的茶叶是"味清香，甘甜，回味悠长，能让人神清气爽"，此为茶叶之中的上乘之品。而倘若茶"杂以诸香"，也就是混合了多种香味，则也就失去了茶本身最让人为之着迷的自然本色。

在泡茶一事上，朱权有着对"真、美、自然"的本真追求，主张采用"散茶茶叶"，以天然泉水烧开后自然而然地冲泡。因此，许多茶学家认为朱权是"泡茶法"当之无愧的创始人。然则，早在唐朝初年，民间就已经开始流传着泡茶法，朱元璋出家做和尚的那段时间里也曾经以开水泡过茶。因此，更为确切的说法是，朱权是响应废除团茶诏命之下主张饮用"散茶"的第一人，并且以文字记载了泡茶法。然而，直到1597年由许次纾写就的《茶疏》一书面世时，直接用开水来冲泡茶水的饮用形式才第一次在民众之间得到广泛流传。

朱权远离权势，在《茶谱》这本书中还准确无误地阐述了自己渴望以茶明志的心境。他参照杜甫在《饮中八仙歌》中所描述的"宗之潇洒美少年，举能白眼望青天"的情景，在书中写到，我曾举目向上，以白眼珠仰望着青天。我汲取明澈清亮的泉水，以活水来烹煮一壶新茶。我自认为能与青天心意相通，通过这种深层次的对话与沟通来开阔自己的眼界与胸襟，从而树立一个远大的志向。我自认为通过将清泉与活水水乳交融，能让个人的内心得到修炼。这所有的一切并非通过品茗这件雅事来获取精神上的愉悦，还是于个人身心大有裨益的修身养性之法。若论其境界，可能也只能归结为一个"清"字吧。

在《茶谱》之中，朱权层层递进，还对这种有关茶道的深刻体悟进行了更为详细的描述。他在书中写道，有些隐士或道士超凡脱俗，终日里与仙鹤或鸾鸟为伴，这让他们远离尘世的喧嚣，神游于万物之外，不与人世间蝇营狗苟的庸俗之辈为伍，也不受时下某些低俗风气所影响。他们有时邂逅于山泉之间，有时又聚集于松竹之侧，有时面对皓月清风，有时又倚窗坐在静几之畔，与客人款款而言，探讨着天地之间的玄妙与规律，探讨着大自然的神奇造化，神志清明，超然物外。正如朱权所言，一杯香茗足以让人清心明目，超出于芸芸众生之外。

在朱权精心修筑的那一处精舍之内，他日日与书、琴、茶为伴，神游于虚无世界之中。这是一种超脱于尘世的精神追求，而他的灵与肉也与大自然融合于一处，浑然天成。在这种忘我的精神追求之中，茶有效地充当了本我与他我之间的媒介，也寄托着朱权的志向，终究成就了这本茶学界的名作——《茶谱》。

（四）曹雪芹的漫漫茶缘

一杯香茗，其起源可以追溯至神农氏之时，自此茶香遍及五洲，其韵其味传遍天涯。从神农氏发现茶叶至今，已经过去了足足五千年，而茶叶的传播与发展可以说与中华文化的传播与发展是一致的。清香茶叶、悠悠茶香，伴随着中国的名字传遍五湖四海，远渡重洋。而有关茶的故事则成为了茶文化中不可或缺的一部分，而名人与茶之间剪不断、理还乱的情结更是让茶友心驰神往。

曹雪芹琴棋书画样样精通，诗词歌赋无所不能，是一位才华横溢、博闻强记的诗人、小说家。而他苦心孤诣写就的《红楼梦》更堪称是一部百科全书类型的文学巨著，曾有着"披阅十载，增删五次"的辉煌历史。书中有着大量关于当时年代里社会现实与风俗的描写，从衣着名物到制度规章，无不涉及，可谓精彩纷呈。单单说起"茶"，《红楼梦》中就有多达二百六十多处涉及，而与茶相关的诗词或联句也多达十余首。除此之外，《红楼梦》中还描述了各种各样的饮茶方式、形形色色的名茶品种、五花八门的古玩茶具、考究至极的烹茶用水，纵观我国历朝历代的文学作品，《红楼梦》堪称是其

专家教您正确用药茶

中对茶事进行最详尽描述的著作。甚至有人评论说："一部《红楼梦》，茶香飘满纸"，由此可见，曹雪芹实在是茶千载难逢的知音。

《红楼梦》之饮茶方式

从古至今，历朝历代的人们喝茶时的考究程度有着千差万别。日常生活中论及饮茶方式，说的是"柴米油盐酱醋茶"；而风流文人论及品茶，则说的是"琴棋书画诗酒茶"。虽然说的都是"茶"，但二者相去甚远。而曹雪芹所著的《红楼梦》堪称是从明朝末年到清朝后期长达两百多年时间里形形色色饮茶方式的集大成者。其中一类是家常中吃茶的方式，诸如口渴时喝茶，暑天里为了祛除暑热喝一些凉茶，还有饭后喝茶。荣国府的人们都有一个习惯，那就是饭后饮茶之前会用漱口茶将口漱干净，洗干净手，再捧上一杯香茗，而这最后一杯才是饭后"吃的茶"。第二类是有客人来为其敬茶。中华民族的传统美德就是以茶敬客，以茶留客。第三类是招待客人的果茶，具有且饮且食的特点，总体而言，前两种都是单一的茶水，而后一类则还兼有果品。《红楼梦》第三回写道，黛玉初到贾府中，与凤姐相见，二人一边说着话，一边茶果就摆上桌来了，而王熙凤亲力亲为，为其端茶捧果。第四类是品的茶，也就是最为考究的茶。《红楼梦》中写道在栊翠庵里，妙玉邀请宝玉、黛玉、宝钗三人"茶品梅花雪"说的就是品茶这件妙事。妙玉对于茶叶品种和烹茶所用的水都极为讲究，那一日选用的是银针茶，产自湖南洞庭湖畔的君山，而水用的正是从梅花上收集来的雪水，而茶具也是极尽精美考究。第五类则是药茶。《红楼梦》第六十三回中，宝玉吃面撑着了，袭人就"沏了一崩子女儿茶"，讲的正是喝普洱茶来帮助消化。除此之外，书中还提到了诸如端茶送客或官来献茶等各种类型的势利茶。

《红楼梦》之名茶品种

《红楼梦》中涉及了当时的种种名茶，可以算得上是一份清朝年间的"贡茶录"，包括产自杭州西湖的龙井茶，由云南地方官员献给宫廷作为贡品的普洱茶，乃至普洱茶中的上乘之品女儿茶，清朝年间被列为贡茶的君山银针，由暹罗进贡给宫廷的暹罗茶，产自福建建安的团饼茶……众多名茶品目之中，最受宝玉青睐的还要数枫露茶。令人遗憾的是，枫露茶产于何时何地，其制作方法究竟为何，至今早已失传。除此之外，宝玉在神游于幻境之中时还见到了一种名为"千红一窟"的茶，真假难辨、虚实难分，据书中所写这种茶清香动人，让人心驰神往。

《红楼梦》之茶事习俗

曹雪芹幼年生于富贵人家，从孩提到少年养尊处优，生活优渥，尔后却穷困潦倒，可以说一生之中接触到了社会中各个层面形形色色的人物。借着《红楼梦》一书，曹雪芹也对于茶有关的习俗进行了翔实而生动的记叙。书中第二十五回，熙凤给黛玉一行人端上了暹罗茶，黛玉吃后连连称赞，熙凤见状却调笑说："你既吃了我们家的茶，怎么还不给我们家做媳妇？"所谓"吃茶"，指的是古时候女子受聘，又被称之为"茶定"。除此之外，还可以用茶水来作为祭奠。书中第七十八回，宝玉读罢《芙蓉女儿诔》，就点起香炉，品着香茗，以此来祭奠亡灵，也借着悠悠茶香来寄托自己难以排解的情思。第十九回，袭人的母亲还将其接回家中去吃年茶，这也是当时盛行的风俗。

《红楼梦》之茶与人生

在书中，曹雪芹还在多处独具匠心地讲茶与人生最后的诀别融合在一起，他对于茶的特殊感情也由此可见一斑。第七十七回里，晴雯连续重病四五日，已是"水米不曾沾牙"。这位"心比天高，命比纸薄"的女子却硬生生被人拉下了炕头，从大观园中撵走，当天夜里就悲惨地死掉了。那天白日里，宝玉曾专门去看望她，她还曾向宝玉讨要茶水喝："你来得好，且把那茶倒半碗我喝。"宝玉一把提起茶壶，斟了半碗茶，先自己尝了一口，只觉得那茶水并无茶香，也无茶味，只是淡淡的苦涩还算有些许茶意。尝罢，宝玉将半碗茶水递到晴雯手中。而那晴雯却如同久逢甘露一般，一口气尽数灌下肚中。而这一番斟茶水的情景竟成了宝玉与晴雯之间的最后诀别。第一百零九回中，写到了贾母八十三岁寿终正寝的情景。临终之前，贾母睁着眼睛，讨要茶水喝。有人倒了一杯参汤递给贾母，刚凑到嘴边，她就说："不要这个，倒一盅茶来我喝。"众人岂敢违抗，忙捧上一杯茶水来，贾母喝了一口，又喝了一口，一连喝了数口，方才说："我喝了口水，心里好些"，竟然坐起身来，与众人说了一连串的话。由此可见，曹雪芹将自身对于茶水难以割舍的万般感情融入了故事的角色之中，这种独具匠心的艺术手法就如同那苦后回甘的茶水一般，让人回味无穷。

（五）饮茶助学的李清照

自古以来，中国人就嗜好饮茶，日常生活中更是少不了茶的身影。闲暇时光里品一杯香茗，养心怡情；炎炎暑热里品一杯香茗，祛暑散热。悠悠数千载的时光里，香茗博得了古往今来众多诗人词家的喜爱，为之动情，以之助兴。据说，《诗经》当中就有茶的痕迹，西晋著名诗人左思在诗中对茶进行了初步描述，但那一阶段茶仍被称之为"木贾"，到了后世才被称之为"茶"。

中国是茶的故乡，亦是诗的故乡，古往今来，太多怀拥着浪漫主义情怀的文人骚客将茶与诗联系在一起，将对茶的脉脉深情倾注于诗词之中，让茶的魅力在字里行间获得了永生。

李清照饮茶助学之轶事

李清照是南宋年间著名的女词人，与金石学家赵明诚结为伉俪后，二人虽然物质生活并不宽裕，但精神生活却格外幸福充实。夫妻二人志趣相投，一边品着香茗，一边做着学问，真是妙趣横生，雅趣盎然。

据史料记载，李清照夫妇曾在山东青州的老家隐居长达十余年。每日饭后，夫妻俩就坐在满屋子都是藏书的"归来堂"里，烹上一壶清茶，随心地讲上一些古往今来的趣事。若是谁能率先说出这件趣事出现在某本书的某一卷某一页上，谁就可以品上一杯刚刚沏好的茶水。李清照才华过人，博闻强记，经常占了上风，胜过赵明诚几分。每每这时，李清照就会如娇俏的小女一般在丈夫面前开怀大笑。久而久之，这对隐居于此的夫妻俩饮茶助学的故事也在一时之间传为佳话，并流传至今。

李清照与赵明诚这对恩爱伉俪一同生活了二十六年，南宋在此期间走向穷途末路。随着赵明诚去世，李清照只能流亡天涯。为了完成丈夫最后的遗愿，将《金石录》写完，李清照饱尝了人世间的种种艰辛。当她流亡到江南一带时，这位弱女子为了生存下去，只能选择再嫁作他人妇。她的新任丈夫名为张汝舟，是一个不折不扣的伪君子，他的所作所为让敢爱敢恨的李清照彻底心寒，最后只留下一纸休书。

时至今日，由李清照、赵明诚夫妇即兴发明的饮茶助学之法仍是读书人所追捧的饮茶之法，为人们所津津乐道。巴金就曾说过，古往今来的风流人物中，当属李清照的品茶之道最为他所认可与称赞。所谓"饮茶助学"，其核心在于茶中淡淡的苦味就如同思考带给人的乐趣，品味文章时如若体会不到那一星半点的苦味，何全于精进呢？

李清照的词与茶俗

李清照的一生清贫苦寒，却终日里与诗书、香茗为伴，只要有书可读，有茶可品，即使过着最简单、清寒的日子，她也甘之如饴。李清照一生所著诗词颇丰，词作之中提及饮茶一事的却并不多见。但在这少数佳作之中，我们也可以窥探到宋朝年间品茶的种种风俗。

李清照写有《小重山》一词："春到长门春草青。江梅些子破，未开匀。碧云笼碾玉成尘。留晓梦，惊破一瓯春。花影压重门。疏帘铺淡月，好黄昏。二年三度负东君。归来也，著意过今春。"词中写到了清晨起床，一边饮茶，一边回忆起了昨夜梦中的场景。红梅微微吐蕊，碧草幽幽盈门，一派春景呈现眼前。对着这满眼春景，一边烹茶，一边回忆着晨间的那场清梦，一时间万千思绪涌在心头，怎料却被一瓯春茶给"惊破"了。而这首词中所写的"碧云笼碾玉成尘"一句，描绘得的正是在碧云笼内蒸茶与碾茶的过程。所谓碧云笼，其实指的是当时用来蒸茶的一种器具，因为这种蒸笼是以碧绿色的竹子制成的，故而得名"碧云"。而"碾玉成尘"则指的是碾茶的过程。在《茶经》一书中，陆羽总共列举了二十八种茶具，其中茶罗与茶碾都是用来碾茶的器具。

李清照还写有《摊破浣溪沙》一词："病起萧萧两鬓华。卧看残月上窗纱。豆蔻连梢煎熟水，莫分茶。枕上诗书闲处好，门前风景雨来佳。终日向人多酝藉，木犀花。"词中写道大病初愈，却见两鬓如打霜了一般斑白稀疏，因为体力不支，只能侧卧于床上，看着那一轮残缺的月儿缓缓爬上纱窗。大病初愈，不能饮茶，只能喝一些豆蔻熟水调理身体。词中提到的分茶，又被称之为"茶百戏"，是在饮茶的过程中逐渐形成的一种技艺。分茶游戏开始于北宋末年，根据蔡京所写的《延福宫曲宴记》所载，公元1120年，即北宋宣和二年，徽宗大设宴席，并在宴会上露了一手，让侍从取来茶具，亲自煮水烹茶，其手法之精妙，与一般的点茶绝不相同。只见那杯盏呈现出一片乳白色，其上幻化出"朗月疏星"的图景，这就是所谓的分茶游戏。分茶就是要击拂杯盏的表面，让汤面幻化出不同的线条，靠着变幻莫测的袅袅热气与富于变化的茶汤色调，搭配出一幅朦朦胧胧的画面，又似云雾袅绕，又似花团锦簇，让人浮想联翩。

李清照手下几首与茶有关的词虽然简短精悍，却是对宋朝年间文人墨客精神风貌的真实写照，掺杂其中的正是当时文人群体日益丰满的人格理想，展现着那个时代文人对生活中点滴雅趣的享受。对于饮茶一事，李清照早已超脱于一般人饮用的物质需求，而进入了精神层面更为极致的体悟，一壶一茶，一品一饮之间，李清照进入了自然而朴素、本真而天然的精神境界。在茶水的滋养之下，她的物质世界与精神世界都得到了丰满与补充。

（六）苏轼，一生茶缘

古往今来的文坛之上，与茶结下不解之缘的人数不胜数，但能像苏轼这般种茶、煎茶、品茶都是行家里手的，却唯独他一个。苏轼一生钟爱于茶，在茶功和茶史上造诣颇深，还创作了众多脍炙人口的茶诗，其中最广为人知的当属"从来佳茗似佳人"一句。

苏轼的后半生与前半生的春风得意形成鲜明对比，官场生涯屡屡不得志，并多次遭受贬谪，颠沛流离。但生活中的苦痛并没有让这位风流才子就此沉沦，苏轼反而将对于生命的热爱寄托于山水之间，以茶明志气，为后世留下了许多咏茶的名句，而他与茶之间不可言说的缘分也成就了许多美妙的故事。

苏轼的一世茶缘

茶，既可助兴，又可提神，苏轼一生嗜茶如命，茶是他日常生活中不可或缺的东西。元丰元年，也就是公元1078年，苏轼被任命为徐州太守。是年春天，遭遇大旱，入夏时节方得喜雨，苏轼就去距离城里二十里地的石潭答谢雨神降雨之恩。在沿途中，苏轼写下了五首《浣溪沙》纪念此行。词中有云："酒困路长惟欲睡，日高人渴漫思茶，敲门试问野人家。"精妙的语句惟妙惟肖地记录了苏轼沿途讨要茶水解渴的情景。可以说，苏轼的日常生活里片刻也离不开茶，他夜晚工作时要喝上一杯茶，于是写道"簿书鞭扑昼填委，煮茗烧栗宜宵征"；他创作诗词时要以茶助兴，于是写道"皓色生瓯面，堪称雪见羞"；每日入睡之前或次日起床之时也要喝茶解渴，于是写道"沐罢巾冠快晚凉，睡余齿颊带茶香"。而这诸多诗词还不足以表达苏轼对于茶的那一份热情之情，于是他专门创作了一首《水调歌头》，其中对于采茶、制茶、点茶、品茶等与茶有关的趣事进行了栩栩如生地描述，让人读罢也茶兴大发。

苏轼的后半生沦落他乡，长期过着贬谪的漂泊生活，因而足迹也遍布于五湖四海，从宋辽边境到海南、岭南，从峨眉山巅到钱塘之畔，都留下了苏轼的足迹，他也在各地品尝到了独具当地风格的名茶。正如苏轼在《和钱安道寄惠建茶》一诗中写的"我官于南今几时，尝尽溪茶与山茗"。那些年月里，产自杭州的白云茶、产自绍兴的日铸雪芽、产自南剑州的"新饼"、产自粤赣边境的焦坑茶、产自湖北兴国的桃花茶、产自江西分宁的双井茶……这些溪茶山茗让苏轼在饱览湖光山色的同时，也深深沉醉于悠悠茶香之中，难以自拔。

对于烹茶，苏轼也极尽考究，在他看来，好的茶叶必须搭配好的水，正所谓"精品厌凡泉"。熙宁五年，苏轼在杭州担任通判一职，作有《求焦千之惠山泉诗》一诗，写道"故人怜我病，蒻笼寄新馥。欠伸北窗下，昼睡美方熟。精品厌凡泉，愿子致一斛。"在苏轼看来，烹茶并不仅仅是为了在品茶时享受口舌之快，烹茶的过程本身就是一种艺术化的享受，只有当茶与水巧妙地融合在一起时，才能达到最佳的境遇。

苏轼的茶功

苏轼是一位不折不扣的茶迷，种茶、烹茶、品茶样样精通。

苏轼对于烹茶和饮茶所用的器具很讲究。在他看来，若以铜器或铁壶来烧水烹茶，则或多或少会留下一股金属的腥味和涩味，而以石兆来烧水味道却最是纯正。品茗时最好的茶具则是定窑所产的兔毛花瓷，又被称之为兔毫盏。在宜兴任官时，苏轼还专门设计了一款提梁式样的紫砂壶，专门用来烹茶。为了纪念嗜茶如命的苏东坡，后世专门为这种壶取名为"东坡壶"。正所谓"松风竹炉，提壶相呼"，这简简单单的八个字却生动地再现了苏轼以这款紫砂壶烹茶并举杯独饮的场景，虽有几许落寞，却也雅趣横生。

苏轼还曾亲自种过茶树。当年他被贬谪到黄州，穷困潦倒，入不敷出。黄州一位名为马正卿的书生替苏轼向当地官府讨要来一块城郊的荒地。苏轼亲力亲为，亲自耕种，为这块荒地取名为"东坡"，并在上面种满了茶树和松树。

苏轼何以成茶迷？

苏轼一生痴迷于茶，不可一日无茶，而他之所以爱好品茶，这与他幼年时的生活环境以及日后的人生阅历是息息相关的。

北宋年间，苏轼出生于四川峨眉。四川素有"天府之国"的美称，当时已经是一个在佛教和道教文化、茶道、美食等诸多方面都颇负盛名的地方。而苏轼的父亲苏洵素来喜欢与名僧结交，其母亲程氏更是虔诚的佛教信徒。从少年时代起，苏东坡就对佛教文化与饮茶之道耳濡目染，这种家庭氛围在不知不觉中熏陶着他，塑造着他，也由此深深地影响了他的人格思想。可以说，从少年时期起，苏东坡的饮食起居就与"茶道"结下了深深地缘分。此外，茶道兴起于唐朝年间，鼎盛于宋朝年间。宋朝是茶叶生产与品茗艺术的巅峰时期，上至高远庙堂，下至平民百姓，都将茶视作生活中必不可少之物。正如当时人们经常挂在口边的一句话，"一日不可无茶"。苏轼是当时的大文豪、大诗人、大书法家，自然也少不了以茶来滋养身心。

（七）林语堂话茶与友谊

历史上有不少名人名家爱茶成痴，成为了不折不扣的茶迷，而其中有一位更是被中国茶人誉为"茶博士"，那就是中国现代著名学者、作家、语言学家、翻译家——林语堂先生。林语堂先生专门写了一篇论述茶与友谊的文章，可谓妙趣横生，在他看来"茶是为恬静的伴侣而存在的"，"与赏月、赏花一样，喝茶也必须有合适的人做伴，这样才有情调"。

茶与恬静的伴侣

在林语堂先生看来，倘若从人类幸福感这一层面出发，那人类历史上恐怕再也没有任何一件事比抽烟、喝酒、品茶更有意义，这是些结交朋友的交际场合最绝佳的搭配之物。

适当地享受烟、酒、茶带来的快慰，但这些妙物带给人的奇妙体验却只能在与友人闲暇而亲密的氛围中才能体会得淋漓尽致。倘若失去了融洽的社交氛围，这些妙物也就丧失了它原本的意义。林语堂先生可谓一语中的，"与欣赏月亮、花草、白雪一样，享受这些东西必须要有相宜的友伴，这也往往是中国的那些生活艺术家们所最看重、最坚持的。"换而言之，某一种花必须和某一种人一同欣赏，某一种风景必须与某一种女人一同饱览。

狄更斯曾完美地概括了茶的属性，他曾说过，茶是"知识分子所钟爱的饮料"，而中国人却将这一有趣的观点更向前推进了一步，在中国，茶总是很容易与远遁世外的高超隐士联系在一起。因此，林语堂先生才说，茶是为恬静的伴侣而存在的，正如酒水是为了热闹非凡的社交集会而存在的一般。

诚然，茶确实有一种天然的本色，能将人不知不觉地带入到沉思默想的奇妙境地中去。正如林先生所描绘的，晴好的清晨，山上晨光清稀，枝头犹白挂着露香，而这也是采茶的最佳时刻。故而享受一杯清茗在不知不觉中与幻化的山风、芬芳的露水、莫测的风雅联系在了一处。

而茶，也由此成为了尘世里纯洁的象征，采摘、烘焙、储藏、冲泡、饮用，这与茶相关的一系列程序都与"清"和"雅"密切地联系在一起。任何一点点的不洁都会将茶的那一份雅致彻底破坏掉。因此，享受品茗的乐趣，在于放下牵挂，眼前没有挂心之物，心中没有痴迷之念，而一同烹茶、品茶的人则是与你心意相通的恬静伴侣，方能体会到这烹茶与品茶的乐趣。

品茶的艺术

正如林语堂先生所说，品一杯香茗，不仅需要一位心意相通的友人作伴，更要讲究一些艺术性的技法，才能让茶的那一份本色发挥到极致。

其一，茶味清淡醇正，最容易受其他气味沾染，因而无论是烹茶或是品茶，从始至终都必须保持绝对的清洁，必须远离酒水或其他气味浓烈的东西。

其二，必须将茶叶储藏在干燥而凉爽的地方。每逢春夏潮湿季节，必须根据情况将茶叶酌量放入特制的密封小罐子中，尤其是锡制的小罐子为佳。至于其他大部分茶叶则储藏在大罐子中，必要时才打开。如果茶叶受潮发霉，则应该放入锅内，以文火烘焙，并以扇子轻轻扇风，这样茶叶才不至于褪色或变成黄色。

其三，烹茶是一种艺术，而这种艺术的关键性步骤就是获得鲜美清澈的水。冲泡茶水，以山泉为上乘之品，江水次之，井水又次之。倘若有来自水池的自来水，也是不错的水源。

其四，一个人要想静下心来慢慢品味一泡好茶，身边就必须有三五个恬静的友人，而且每次品茶时作伴的人数不要过多。

其五，一般而言，茶的正常颜色是淡淡的黄色，深红色的茶则必须搭配柠檬、牛奶或薄荷，或搭配其他食物，以将茶水中特殊的涩味冲散。

其六，上乘的茶喝过之后有一种淡淡的回甘之味，而这种若有若无的回甘要等到最后半分钟，也就是茶中所含的化学成分与唾沫混合于一处并发生作用时，才能感受到。

其七，饮茶要及时，泡好即喝，倘若想品一泡好茶，就不该让茶水在壶中待得时间太长，否则茶味会过于浓重。

其八，泡茶以用刚刚沸腾的水冲泡为佳，唯有滚烫的沸水才能将茶的芬芳催生得淋漓尽致。

其九，泡茶讲究清净与纯净，一切杂物都不可以与茶混为一处。

林先生是泡茶、品茶的行家里手，寥寥数语就将品茶过程中那些人们经常忽视的小细节交代得清清楚楚，实在称得上是茶的知音。

（八）张爱玲：一个借茶抒怀的女人

曹雪芹在《红楼梦》中时常以茶入文，通过那个落寞时代里落寞大家族中的悲欢离合向我们巧妙地展示了那个年代与茶有关的种种事宜。古往今来，太过名人雅士成了茶迷，以茶入文的又何止曹雪芹一个。有人曾评价，读一遍《红楼梦》，可能没有太多与茶有关的概念，甚至不知道是从何处爱上茶的。但倘若读罢张爱玲的作品，你却会发现自己不知不觉就爱上了茶，与茶为伍。张爱玲的笔触犀利而细腻，在字里行间，已不动声色地展现出来她就是一位十足的品茶行家。而她笔下的人物也与茶息息相关，不同的人饮不同的茶，那是因为每个人拥有一个不一样的灵魂。

胡兰成曾说过，张爱玲爱茶，生活里处处离不了茶，而她最爱的就是用玻璃杯细细品一杯香茗。我们不难想象这样一幅画面：红茶的汤色金黄璀璨，那飘渺的雅香比花香淡雅，比果香饱满，比蜜香恬静，张爱玲正值豆蔻年华，如这玻璃杯中的红茶一般鲜明艳丽、踌躇满志。张爱玲曾接受记者采访，并坦言理想中的伴侣应该比她年长十岁以上，而事实上她的两任丈夫都比她年长许多。在那个年月里，许多人将张爱玲与胡兰成的结合视为是天地造化，然则造化弄人，张爱玲是浓烈艳丽的欧式红茶，胡兰成是地道醇厚的中国绿茶，二人无论如何也是各奔天涯。

张爱玲一生爱茶，而她小说中的女主角们也日日与茶水打着交道。张爱玲正是将那满腔的浓情融入茶水之中，以茶为媒介，婉转地抒发胸臆。

茶与苦味人生

张爱玲在《茉莉香片》的开篇处写道："我给您沏上一壶茉莉香片，许是太苦了一点。我要说与你听的，正是一段香港的传奇，却恐怕也是一样的苦。"人们一般认为，茉莉花茶清香宜人，让人身心沉醉，但在张爱玲的笔下这盈盈清香的茉莉香片却是慢慢的苦涩，甚至连当时的摩登都市——香港的生活也是如此苦涩，如此一言难尽。为何故事中要泡的是一壶茉莉香片呢？那是因为在这个苦涩的故事中，茶俨然成为了一种对于美好的憧憬。纵然后母用的是描金的茶壶来泡茶，但只是为了在日渐衰颓的日子里维持表面的派头罢了。那苦不堪言的日子唯有茉莉花的淡淡清香才能暂时镇得住吧。

在《怨女》这一小说中，女主角银娣欢天喜地地将家中的物件一一指给嫂子看，其中茶壶就被郑重其事地搁置在什锦架子上，可见是银娣的心头好。在张爱玲笔下的众多女主角中，银娣算得上是最爱喝茶的一位了。披麻戴孝期间，银娣不能佩戴耳环，于是她将茶叶蒂插在耳朵眼里，如此事事都与茶有关，可见是真心喜欢茶。故事结局处，她"拿起桌上的茶壶，就着壶嘴喝了一口，冷茶泡了一夜，非常苦"。这里的茶壶就是之前那只茶壶，而这苦涩又清冷的茶水顺着喉咙灌入银娣腹中，这又冷又苦的茶水将银娣的难处与苦楚展现得淋漓尽致。而这浓浓的苦意又何止是冷却的茶水，更是凄凉的人生。

茶，调情的工具

同样还是一杯幽幽清香的茶，到了《红玫瑰与白玫瑰》里，却俨然成为了男女主角调情的工具。故事里，女主角娇蕊故意让男主角振保得知，她仍记得他喜爱喝清茶的习惯，而在外国漂泊的这些年却总是喝不到一口日日思念的茶水。通过这一小小的手腕，娇蕊已是让振保意乱情迷，因为只有一个女人深深地眷恋着一个男人时，才会记得他点点滴滴的习惯。

在张爱玲的笔下，暧昧不清的两个人心怀鬼胎，正巧阿妈端着绿茶送入房中。只见那茶叶满满地漂浮在水面上，振保双手将玻璃杯捧起，只是望着茶水，却并不去喝。而娇蕊却低着头，轻轻将杯中的茶叶挑拣出来。拣了半天，娇蕊低头喝了一口，放肆地将一条腿横着扫过去，踢得振保差点将手中的茶水泼出去。处于暧昧状态的两人以茶传情，在整个调情的过程中，茶成为了二人之间的媒介，张力十足。而张爱玲作为一位茶痴，对于饮茶细节的把控能力也十分精准到位。

《半生缘》中世钧与曼桢之间的半生情缘也算是从一杯茶开始的。除夕那一天，在一家灰扑扑的小店面里，他们几人凑在一张桌上吃饭。筷子脏兮兮的，唤店家那拿纸过来擦，却没人理睬。于是，曼桢说，"就在茶杯里涮一涮吧"。这个场景看似平淡无奇，若要细究，日后两人之间那种忘不掉又回不去的关系是不是早从这杯并不体面的茶水开始就已做足了铺垫呢？一切仿佛早就注定了，半生时光转眼逝去，就如同那一杯早已凉透的茶水，苦涩清冷，难以言说。

张爱玲自幼早慧，虽出生于显贵世家，却小小年纪尝尽了人间冷暖。于她而言，这一杯清香之中透着苦涩的茶水像极了她的人生。这也就无怪乎她笔下那一位位命运多舛的妙女子纷纷与茶结缘，与苦涩的茶水一同演绎着人世间的悲欢离合。

（九）老舍：喝茶是一门艺术

老舍先生在《多鼠斋杂谈》一书中如是写道："我是地地道道的中国人，可可、咖啡、啤酒，皆非所喜，而独喜茶。"在老舍先生看来，喝茶本身就是一门艺术，手头碰上一杯好茶，万籁俱寂，只觉得万物静观皆自得。

茶是生活的艺术

日常生活里，老舍先生离不开茶。有一次，他前往莫斯科开会，当地人得知他爱喝茶，一早就为他准备了一个热水瓶。可是，老舍先生刚将一杯热茶沏好，还没来得及好好喝上几口，一转身就被会场的服务员倒掉了。老舍先生气得跺脚，不无惋惜地说："他怎知道中国人是从早到晚都要喝茶的！"这也不奇怪，恐怕也只有中国人才会将一杯香茗从早到晚捧在手心中。西方人也不乏爱喝茶的人士，但他们喝茶是论"顿"计算的，早晨、上午、下午、晚间，每个时间段都少不了喝上一杯茶。正因如此，莫斯科宾馆里的服务员见有半杯残茶摆在桌上，就误以为是老舍先生喝剩下的，于是将它倒掉了。这个关于茶的美丽误会，可以说是东西方文化的一次碰撞与交融。

旧时，"老北京"尤其爱喝茶，晨间喝上一杯热茶是他们崇尚的生活方式。只有一早将茶喝得顺畅了，这一天里才能舒舒坦坦的。老北京尤其爱喝花茶，在他们看来，只有花茶才算得上地地道道的茶。不少北京人将茉莉花称之为"茶叶花"。老舍先生是十足的"老北京"，他自然也不例外，一生酷爱花茶，家中常年备有上等花茶以供享用。汪曾祺曾在他所写的《寻常茶话》里写道："我不大喜欢花茶，但也有例外，比如老舍先生家上好的花茶。"虽然花茶也是老舍先生的心头好，但与一般的"老北京"不同，他并不偏爱某一种茶味。只要是茶中的佳品，都能博得老舍先生一笑，无论是红茶、绿茶，抑或是其他茶类，他都乐于品尝一番，可谓是极具包容性。

产自我国各地的名茶，诸如黄山毛峰、西湖龙井、重庆沱茶、祁门红茶等，老舍先生无一不品尝过，而且素有"茶中瘾君子"之称，茶瘾很大，早中晚分别要泡上一泡茶水。除此之外，老舍还有一个独具个人风格的癖好，那就是喜好喝浓茶。《正红旗下》是老舍的自传体小说，其中就写道他幼时家中贫寒，满月那一日里，家中请不起满月酒，只能以茶代酒，以清茶来招待家中客人。老舍先生晚年时尤其爱喝浓茶，这恐怕与他的工作也有密切的关系。常饮浓茶，可使精神振奋，并能使人文思泉涌。据说，巴尔扎克在进行文学创作时，也是左手一壶咖啡，右手一支笔，一边饮咖啡，一边写文章，这实在与老舍一边喝茶一边写作极为类似。在咖啡因的刺激之下，这些文学巨匠的灵感如电火一般闪过。

老舍以茶会友

老舍不仅日常生活中离不开茶，而且经常以茶来结识朋友、招待朋友。老舍生性好客，喜欢结交形形色色的文人雅士。他有一段时间在云南生活，一次朋友来家中聚会，却没钱请客人吃饭喝酒。于是，老舍动手焙了几罐土茶，与友人一同围坐在炭盆旁，一边啜茗，一边聊天叙旧，其乐融融，趣味盎然，正可谓"寒夜客来茶当酒"。

老舍与冰心惺惺相惜，友情深厚，老舍也经常登门拜访冰心。每次他去冰心家中做客，人还没来得及进屋，声音已传了过来："客人上门了，茶可泡好了？"冰心自然不会让老舍扫兴，每次都用她的家乡特产——福建茉莉香片来款待老舍。一杯茉莉花茶，茶香清醇，花香馥郁，闻香品茗之间，老舍赞不绝口。每逢出门在外，若是碰上上好的茶叶，老舍也总不忘捎上一些带回北京家中，分别送给冰心和其他的朋友。这就是文人雅士之间浓浓的茶谊吧。

老舍与《茶馆》

自古以来，茶就与文人有着难以解开的缘分，似乎是专门为文人而生的妙物。在老舍看来，茶是一门艺术，一种对于美的享受。在老舍的文学创作过程中，茶叶发挥了绝佳的作用。

老舍自幼就对生活于社会底层的贫民很熟悉，并对流传于北京市井之间的茶馆中的曲艺戏剧格外热衷。老舍出生于北京小杨家胡同附近，离他家不远的地方就有一家茶馆。年幼时，他就总爱驻足在茶馆门前，张望着里面热闹的人生百态。成年后，他也经常约上三五好友，一起在茶馆坐上半天，品茗聊天。在老舍的内心深处满怀着一份对于茶的别样情怀，正如他所说的："原本中国人才是喝茶的祖先，而现在喝茶艺术方面，日本人却早就走在了我们前面。"对于中国茶艺术的落后，老舍心怀着一份遗憾。正是因为那份对于茶和北京茶馆的特殊感情，老舍才创造了《茶馆》。有人曾问他为何会写《茶馆》，老舍答道："茶馆是三教九流聚集之地，足以容纳形形色色的人物。一个大茶馆其实就是一个小社会。虽然这出戏只有短短三幕，却写尽了五十年来的人世变迁。"

《茶馆》是一部分为三幕的话剧，却一共囊括了七十多个人物，而且其中还有五十多个是有姓名或绰号的。不同人物之间身份悬殊，有宪兵司令部的处长，有前国会议员，有清朝遗老，有称霸一方的地头蛇，有说评书唱戏的伶人，还有生于乡间的村夫，这众生百态一同构成了完整而多样的社会。短短三幕剧本却写尽了裕泰茶馆的兴衰更迭，将从清朝末年到民国年间将近五十年的风云变幻展现得淋漓尽致。从某种意义上来说，茶馆就是中国旧社会的一个缩影，与此同时，也生动地再现了旧时北京茶馆中的种种习俗，是中国茶馆文化的一个真实写照。

（十）陆羽的《茶经》由何而来

陆羽字鸿渐，又字季疵，生于唐朝中期，复州竟陵人，是当时的著名学者，还是中国茶学的创始人。陆羽一生痴迷于茶，茶道尤精，所著《茶经》是世界上第一部茶叶专著，举世闻名。因其对茶业所做出的的杰出贡献，陆羽被后世誉为"茶仙"。

陆羽与茶结缘

陆羽出生于唐朝年间的复州竟陵，也就是现在的湖北天门。然而，这片故土留给陆羽的却只是无穷无尽的辛酸。随便翻阅一下陆羽所写的自传——《陆文学自传》，一股浓郁的伤感之情就扑面而来。他在书中这样写道："（陆羽）字鸿渐，不知何许人，有仲宣、孟阳之貌陋；相如、子云之口吃。"读下来，虽然言语诙谐，但浓浓的无奈却难以掩盖。相貌丑陋、说话结巴倒也罢了，光是"不知何许人也"一句，就让人忍不住为他辛酸难过。

相传，陆羽是一名弃婴，对此《新唐书》、《唐国史补》、《唐才子传》中都毫不避讳。公元733年，一个深秋的早晨，竟陵龙盖寺一个名为智积的禅师从西郊一座小石桥附近路过，忽然听到桥下传来阵阵群雁的哀鸣之声。智积走近一瞧，只见桥下一群大雁正围着一个男婴，用翅膀守护着他。清晨的严霜里，男婴冻得直发抖。智积将他抱回寺庙中，收养了他。后来，人们称这座石桥为"古雁桥"，附近的街道则被称为"雁叫街"，至今遗迹犹在。

积公是唐朝年间的得道高僧，而当时的一位饱学之士李公则恰好住在附近的寺西村里。李公曾是幕府的官员，生逢乱世，隐居在这山清水秀之地，开了一家学馆，教授村童，与积公情谊深厚。积公将弃婴托付给李公夫妇，请他们代为抚养。当时，李氏夫妇的女儿李季兰刚刚满周岁，就沿用了季字，为其取名为季疵。李氏夫妇将其视为己出。姐弟二人在同一张桌子上吃饭、读书，在同一块草地上嬉戏玩耍，一晃眼，就过去了七八年。李氏夫妇年事渐高，思乡之情日盛，返回了故土湖州。

于是，季疵回到了寺庙中，日日在积公身边为其烹茶奉水。积公有心将其栽培成才，为其占卜卦象，取姓为"陆"，取名为"羽"，取字为"鸿渐"。积公煮得一手好茶，于是陆羽自幼就跟随在他身侧，精通于茶道。十二岁那一年，陆羽离开了寺庙，在当地戏班子里演丑角，还兼任作曲和编剧。当时，一代名臣李齐物被贬官到了竟陵。陆羽得到了他的赏识，投在火门山邹老夫子门下，学习了七年，直到十九岁。

《茶经》及其由来

21 岁那年，陆羽决心写作《茶经》，于是，他开启了一段对茶的游历考察。他一路风雨兼程，饿了就吃上几口干粮，渴了就喝上几口茶水，途经义阳、襄阳，前往南漳，直抵四川巫山脚下。每到一个地方，陆羽就与当地的村民同吃同住，讨论与茶有关的诸项事宜，并将当地所产的各种茶叶逐一制成标本，对沿途了解到的与茶有关的轶事也一并记下。可以说，一路走来，陆羽用心记录了大量的"茶记"。

历经十几年，陆羽先后对 32 个州进行了实地考察，最后隐居在苕溪，也就是今天的浙江湖州，开始潜心书写与茶有关的著作。历时五年，陆羽终于写就了《茶经》的初稿。之后五年，又对其进行了多次增补修订，才最终定稿。这时，陆羽已从那个二十多岁的翩翩儿郎成为了四十七岁的老叟，前前后后历时二十六载，最终世界上第一部研究茶事的专著——《茶经》才得以问世。

《茶经》一书，分为上、中、下三卷，一共十部分组成："一之源"，对茶的起源及性状进行了考证；"二之具"，记载了采摘和制作茶叶所用器具；"三之造"，记载了茶叶的品类和采摘、制作方法；"四之器"，记载了煮茶、饮茶所用的器皿；"五之煮"，记载了煮茶方法以及对煮茶所用水源的选择；"六之饮"，记载了饮茶风俗和饮茶的方法；"七之事"，汇集了与茶叶有关的掌故及茶叶的药效；"八之出"，对茶叶产地及不同茶叶孰优孰劣进行列举；"九之略"，指出使用茶具可以因条件和环境而有所调整，不必拘泥；"十之图"，指的是将采摘茶叶、加工茶叶、品茗饮茶的全部过程都一一绘制在绢素之上，悬挂在茶室之内，在品茶的同时还能亲眼领略一番茶叶生产的全过程。

因为《茶经》一书的走红，陆羽也由此得以声名在外，朝廷希望他在京城为官，但被陆羽拒绝了。从此，他游历于五湖四海，四处推广茶道。在唐朝之前，茶主要被作为药材使用，仅在少数几个地区被人们当做饮料。自陆羽和《茶经》之后，茶才逐渐成为人们日常生活的一种重要饮品，而品茗饮茶也成为了中华文化的重要一部分。

二 现有保健茶介绍

人参系列药茶

在当今时代，药茶的种类不胜枚举，并且因其"药食两用，实用便捷"越来越广泛的得到了人们的认可。同时，药茶以中草药和茶叶配伍而成，纯天然、无污染；大多数药茶中含有适量茶叶，具有利尿通水之功效，服用药茶的同时，人体会摄入大量水分，增加尿液量，便于排除人体内的有毒物质，达到清热排毒之功效。

就养生保健角度而言，饮用药茶的目的，无非是调节人体的阴阳、寒热，而阴阳与寒热二者又是相互关联的。因此，在饮用药茶时一定要先辨明个人体质的虚实寒热，采取与之相应的药茶方进行治疗。同时，要想将药茶养生保健的最佳功效发挥出来，饮用时还要遵循四季之变，因时因地因人而异的对症饮用。人参作为国家卫计委公布的药食两用中草药，补气养元，安全绿色。与其他中草药合理配伍而成的人参系列药茶，常用的有以下几种：

益寿红参茶

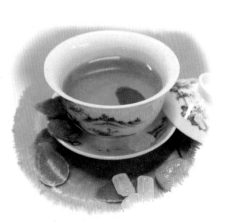

◇ 红参片 5 克，冰糖适量，将二者放入保温杯，沸水冲泡 30 分钟即可。

◇ 每日一剂，代茶饮用。

◇ 本药茶大补之气、生津安神，故久服可延年益寿、强人体质。若系内热较盛之人，红参可改为西洋参，等量。

参橘健胃茶

◇ 北沙参 3 克，化橘红 3 克，徐长卿 5 克，生甘草 2 克，红茶 2 克，上述诸药洗净研为粗粉，放入砂锅中煎煮 15 分钟即可。

◇ 每日一剂代茶频饮，连用 2～3 个月。

◇ 该药茶具有理气调中、养胃止痛之功效。徐长卿含牡丹酚成分，具有镇痛止咳、利水消肿等作用；橘红能消痰补气、宽中散结，故慢性胃炎兼慢性气管炎而表现胃痛时发、咳嗽迭发者最为适宜。

丹参茶

◇ 丹参 15 克，砂仁 3 克，檀香 2 克，冰糖适量。上述诸药共研粗粉，洗净放入茶壶中，沸水，盖闷 15 分钟即可。

◇ 每日一剂，代茶频饮。

◇ 该药茶具有活血祛瘀、行气止痛之功效。凡冠心病、心绞痛、高血压、心律不齐、高脂血症、慢性迁延性肺炎、胃及十二指肠溃疡、慢性胃炎、痛经、肋间神经痛等，辨证属气滞血瘀者，饮必有益。

专家教您正确用药茶

银耳太子参茶

◇ 银耳 15 克，太子参 25 克，冰糖适量。将银耳用温水发开，太子参洗净与银耳同煎至银耳熟烂，再加入冰糖稍煎即可。

◇ 每日一剂分 2～3 次饮用。

◇ 银耳滋阴润肺，养胃生津。富含多糖类、脂类和酶、蛋白质，氨基酸类等化学成分，故具有提高免疫能力、抗肿瘤的作用。太子参补脾益肺、含氨基酸、多聚糖或糖及微量元素铜、锌、铁、镁和钙，具有抗衰老的作用。银耳与太子参同服，功效相得益彰、益气养阴、安神增智。值得提出的是，该药茶对儿童气阴两虚、虚汗多者有良效。

人参固本茶

◇ 人参片 6 克，天门冬 12 克，麦门冬 12 克，生地黄 12 克，熟地黄 12 克。将上述诸药制粗粉，放至保温杯中，加沸水冲泡 30 分钟即可。

◇ 每日一剂，代茶分 2 次服用。

◇ 其中参渣可以频频嚼用。该茶益气养阴、扶正固本，适用于中老年气阴两亏、津血不足引起的形体消瘦、体弱多病及老年慢支久咳不愈者。

参麦银耳茶

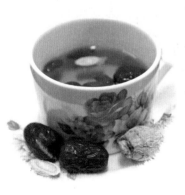

◇ 玄参 15 克，麦门冬 10 克，金银花 9 克，冰糖适量。将上述诸药研成粗粉、洗净，放入保温杯中，开水冲泡，盖闷 30 分钟即可。

◇ 每日一剂，代茶频饮。

◇ 该药茶滋阴清火，利咽解毒。适用于口干咽燥、声音嘶哑、干咳少痰或咽痒有异物感者。

参杞养肾固本茶

◇ 取西洋参片、枸杞各5克，黄芪3克，红枣2枚。将西洋参切片，与枸杞一同放入锅中，加入约500毫升清水煮沸，加入红枣、黄芪，转为文火继续熬煮15分钟即可。

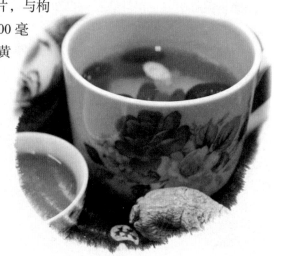

◇ 这款参杞养肾固本茶中的人参扶本固元，枸杞养血滋阴，黄芪补气固本，红枣温中补血。时常饮用这款药茶上济心肺之方，下益肝肾之虚。

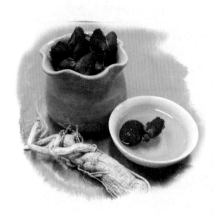

参瑰益智健脑茶

◇ 取2~3片人参片，3朵干玫瑰花，2颗红枣，将三味药材放入保温杯中，以沸水冲泡，闷10~15分钟，即可饮用。

◇ 这款药茶方中的玫瑰性微温，有调理肝、胃的功效，可加速人体的新陈代谢。人参是滋补养生的极品，养精益智，延年益寿。故而，经常饮用这款茶，可以使血气活和、提神醒脑，肌肤滋润，美容养颜。尤适应于健忘失神者。

参苏御寒茶

◇ 取党参和紫苏各5克。将党参和紫苏以清水冲洗干净，放入杯中，倒入开水，盖紧杯盖，闷泡约5分钟，立即可饮。

◇ 值得注意的是，紫苏含有一种特殊的芳香气味，但容易挥发，因此冲泡时间不宜过久，应趁热服用。这款药茶方中的党参富含多种酚类、糖类，有降低血压、提高免疫能力、调节血液循环等作用，对于因为肺气不足而导致的气喘咳嗽疗效尤佳。紫苏具有散寒、排毒、止泻的功效，尤其适合用于治疗因风寒而引发的感冒。因此，这款参苏茶除了能散寒解表、治疗气虚引起的感冒之外，对于改善更年期综合征之临床不适亦有显著调整作用。

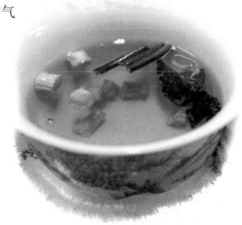

参智提神茶

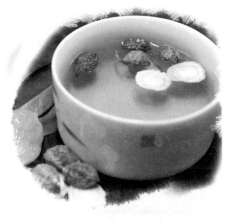

◇ 取5克人参片，3克益智仁，放入保温杯中，以开水冲泡，盖盖闷10分钟，以保证药效充分释放出来，即可饮用。

◇ 人参大补元气，益智仁则有温肾、固精、益智之功效，长期饮用这款药茶可以补气、安神、振奋精神。

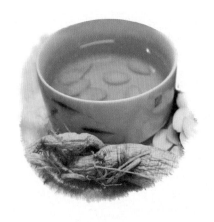

参杏养肺茶

◇ 取 5 克人参，2 枚北杏，将两味药材放入杯中，以开水冲泡，盖上盖子闷 10 分钟左右，根据个人口味放入适量冰糖，即可饮用。

◇ 这款药茶具有补气温中、排毒通便、益肺止咳之功效。

参佛养胃茶

◇ 取人参片、佛手柑各 5 克，放入锅中，与清水一同煎汤，去除渣滓，即可饮用。

◇ 佛手柑又被称为五指桔或九爪木，具有疏肝健脾、温中和胃、化痰理气之功效。经常服用这款药茶方，可以缓解老年人的哮喘病或慢性支气管炎。对于腹胀腹痛、消化不良、食欲不振也有显著疗效。

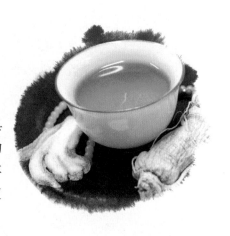

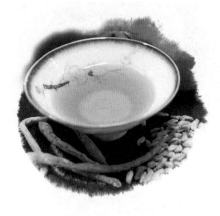

参麦养心茶

◇ 取 10 克太子参，15 克浮小麦，将以上两味药放入保温杯中，以沸水冲泡，闷 20 分钟，即可饮用。

◇ 代茶饮之，每日 1 剂。

◇ 这款药茶方有敛汗益气之功效，对心悸失眠、食欲不振、心神倦怠、病后亏虚等症状均有效果。

专家教您正确用药茶

参橘利咽茶

◇ 这款药茶方又被称之为玄麦甘橘茶，包括玄参、麦冬、甘草、桔梗四味药材。取 5 克玄参，5 克麦冬，3 克甘草，4 克桔梗，将四味药放入保温杯中，以开水冲泡，闷 5 ~ 10 分钟即可服用。

◇ 这款药茶中的玄参、麦冬有润肺养颜之功效，甘草温中润肺，桔梗有止咳、化痰、润燥利咽之功效。这款药茶对于治疗因肺阴不足而引起的口渴、干咳、咽疾痒痛、大便秘结疗效尤佳。

参桑固原茶

◇ 取人参片、桑葚各 5 克，清洗干净，放入杯中，以开水冲泡后服用。

◇ 在中医看来，肾主藏精，肝主藏血，是人体能量的源泉。桑葚性寒，味甘，是补益肝肾的佳品。适当饮用这款参桑茶，可以补充体能，养元升阳，尤其适合寒热错杂、性功能减退者。

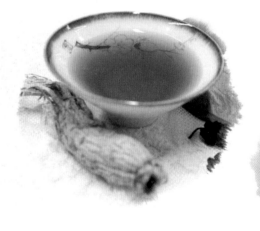

参归养肝茶

◇ 取人参片3克，当归5克，红枣5枚，适量冰糖。将人参、当归、红枣三味药材放入锅中，加入约400毫升清水，以文火慢慢煎煮，去除渣滓，放入适当冰糖调味，即可饮用。

◇ 这款药茶的适宜人群是贫血患者，每周服用两次。

◇ 除了以上参茶之外，菊花枸杞茶和沉香茶也是养生保健类药茶中的上乘之选。菊花的主要功效是明目解毒、疏风祛热。枸杞的主要功效是益精明目、补血养阴。菊花枸杞茶是将菊花与枸杞一同冲泡而成的，具有平肝明目、散风解毒的功效，主治风热感冒以及由其引发的头痛眩晕、目赤肿痛等症状。取2~3朵甘菊花，10颗枸杞，将菊花放入杯中，以开水冲泡，再加入枸杞，待3~5分钟，即可饮用。沉香茶以沉香为主要原料，沉香有温中止呕、止痛行气、平喘纳气之功效，对于治疗因胃寒、胃虚引起的呕吐泄泻、气逆喘急效果显著。长期饮用不仅能修身养性，还能增强人体免疫功能，防病防衰老，延年益寿，是一款难得的绿色饮品。

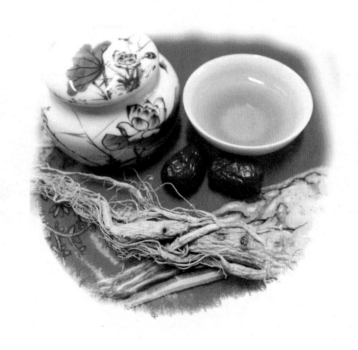